JN082020

52歳で折返し 120歳で現役 丹田発声・呼吸法で医者要らず

若々しい身体と声をつくる

小島弘基 監修
医学博士・小島医院院長
松井和義 著
長寿食・予防医学指導家・実践脳科学提唱者
Satomi 協力
丹田ボイストレーニング指導・ボーカリスト

コスモ21

カバーデザイン◆中村　聡
本文イラスト◆和田慧子
松井清花
石崎未紀（キャッツイヤー）

もくじ◇52歳で折返し120歳で現役 丹田発声・呼吸法で医者要らず

プロローグ

パートI

丹田発声・呼吸法で奇跡の若返り！
——身体と声が変わる！

1章
丹田発声を身につけるトレーニング法

2章
丹田発声がもたらす画期的な効果

3章　Satomi式丹田ボイストレーニング

4章 ガンの根本原因と予防・改善法

5章　うつ病の本当の原因と最強の予防法

6章

生活習慣病の本当の原因と最高の予防法

プロローグ　大人でも子どもでもすぐできる丹田発声・呼吸法！

丹田呼吸こそ心身にもっとも合った呼吸

古くから、ヘソ下3寸（10センチ前後）あたりを「丹田」といいます。具体的な形があるわけではありませんが、気力が集まるところであり、生命力が生まれるところで人体の中心であると考えられています。伝統的な武術や医術では丹田が基本になっています。

武道やスポーツでは「もっと腰を入れろ」とか「腰が入っていない」と注意されることがよくあります。腰を入れるというのは、丹田を使って腰から力を出すことです。身体の動きが全然違ってきますし、覇気が出ます。

この丹田を使って呼吸を行なうのが丹田呼吸です。呼吸といえば胸式呼吸と腹式呼吸はよく知られていますが、丹田呼吸こそ私たちの心身にもっとも合った呼吸なのです。生まれた瞬間から死ぬ瞬間までとくに意識しなくても呼吸をし続けますが、丹田呼吸が身につけば、心身の状態がまったく変わってきます。

とくに次のような変化が起こることがわかっています。

①呼吸が深くなり呼吸回数が減少して代謝エネルギーの消費が低減し、寿命が延びる
②肺活量が大きくなり、全身に十分な酸素を供給できる
③ストレスを根本から解消する
④全身に気のエネルギー（宇宙エネルギー）が満ち、疲れにくくなる
⑤副交感神経が活性化し、自律神経が安定する
⑥血流がよくなる
⑦基礎体温が高まり、免疫力がアップする
⑧悪玉活性酸素の大量発生を抑える
⑨ウエストがしまり、スリムな体型になる
⑩直感力が鋭くなり、精神力が強くなる

誰でも丹田呼吸が身につく方法を発見！

丹田呼吸の基本は、丹田を使って息をできるだけゆっくり吐き切ることです。そうすれば、息は自然に身体に入ってきます。言葉にすればこれだけのことですが、ほぼ無意識に

行なっている呼吸を実際に丹田呼吸にするのは難しいことです。

たとえば、腹式呼吸のトレーニングをすると、その場では腹式呼吸ができるようになることは多いですが、日常生活の中で無意識の状態でも腹式呼吸をすることは難しいのです。呼吸法の指導をしている方でも、普段、無意識に行なっている呼吸が深い呼吸になっているとはかぎりません。

それくらい呼吸の仕方を変えるのは難しいことです。ですから、丹田呼吸が私たちの心身にもっとも合った呼吸だとわかっても、日常化するところまではいきません。

では、どうしたら丹田呼吸や深い呼吸を身につけることができるでしょうか。私はその秘訣が「丹田音読法」と「丹田発声法」であることを発見しました。そのきっかけは、子どもたちに音読指導をしたことです。この方法は子どもから大人まで誰でも取り組むことができますし、自然に丹田呼吸が身についていきます。

先進国のなかでも日本の子どもたちの国語力はかなり低下しています。今は、OECD（経済協力開発機構）のPISA調査（国際学習到達度調査）で指摘されたとき以上に低下しています。とくに国語力の基本である文章を読み、内容を理解する読解力の低下が顕著です。

慌てた文部科学省は10数年前くらいから、子どもたちの読解力や論理的な思考力、表現力といった国語力を向上させることを重要テーマにしています。教育現場では読書や音読学習が見直され、実際に朝の時間に取り入れる小学校も増えています。

私は、もっと早い22年以上前から、子どもたちの能力開発には音読がとても効果的であると考え、学習指導に取り入れていました。ところが、音読をしてもらうと、腹の底から声が出ない子どもがあまりに多いことに驚きました。喉だけで発声するため、小さい声でしか音読できないのです。これでは、いくら音読をしていても国語力は伸びません。

くわしくは、パートⅠの4章で説明しますが、日本の学校教育では黙読と筆記中心の学習が行なわれてきました。しかし、この学習法だとイメージ力が刺激されず、記憶も理解も深まりません。これに対して音読学習をすると、イメージ力が高まり、理解や記憶も深まります。

音読で大事なのは声の出し方です。腰から背筋、脳幹まで振動し、全身がバイブレーションを起こしているような感覚になり、その振動が脳の深い部分にも響くようにして発声します。それによって潜在意識レベルにまで情報が届き、驚くほど深い理解や記憶をもたらします。

このような音読学習の意味を理解しないまま学校の先生や親が、子どもに音読学習を指導しても、正しい音読の見本を示すことはできません。子どもたちは、せっかく音読しても、さほど学習効果を得られないため止めてしまいます。

音読学習について私が至った結論は、一言で述べれば「丹田を使って発声をし、音読をする」という学習方法です。

とくに現代の日本人は喉から発声していることが多く、歌を歌ったり、音読をしたりするときも喉だけで発声してしまいます。人前でスピーチするときや普段の会話も同じです。まさに口先だけの発声になっているのです。

このような発声では、声量が乏しくなり、声はかすれてツヤや伸びがなくなります。響きも悪く迫力がないため、人に与える感化力や説得力、インパクトは弱くなります。自信にあふれた声とはほど遠いのです。

そこで私が子どもたちの音読学習ではじめたのが「一音一音読学習法《いちおんいちおんどく》」です。幼児や小学生は現代国語の教材、中学生、高校生は古典の教材を使って、一音ずつ音読していきます。

この音読学習をくり返していると、子どもたちが徐々に丹田から声を出すようになり、自信にあふれた大きな声で音読ができるように変わっていきます。学習効果も明らかに向上していくことがわかりました。

この方法をくり返していると、丹田周辺の筋肉を使うと同時に腰全体の筋肉も使うようになり、まるで腰で発声しているような感覚になります。そして、より大きくて力強い声が出るようになります。子どもたちは丹田を使ってしっかりと発声できるようになり、まさしく丹田発声ができていたのです。もっと驚いたのは、大人でも身につけるのが難しい丹田呼吸が自然にできるようになっていて、普段の声がとても力強くなっていたことです。

子どもたちの国語力は予想以上に伸び、他の科目に対しても学習意欲が高まり、いろいろなことに積極的に取り組むようになりました。1年間で1000冊近い本を読む小学生、大人が読む本や新聞をすらすら読む小学1年生、3カ月で古文、漢文が大得意になり成績が一気に学年1位になった高校生まで現われました。

学年ビリ（5教科500点満点でたった20点）だった学習障害のある中学生は、国語が得意になり、他の科目の成績も伸びて、その後、有名大学に合格しています。学習面だけではありません。剣道や空手、野球やバスケットボールなどの大会で優勝したり大活躍したりする中学生や高校生も出てきました。

そんな変化に誰より子どもたち自身が驚いていましたが、その姿を見ていた親や周囲の大人たちも、丹田音読、丹田発声の可能性に気づきはじめました。そこで、丹田発声によって丹田呼吸が身につくと、心身に素晴らしい変化が起こること、潜在能力を開発することができることを伝えるため、大人向けの丹田音読、丹田発声の指導セミナーもスタートさせました。

丹田発声で素晴らしい変化が！

丹田音読、丹田発声を行なっていると、先に述べた丹田呼吸による変化の他にも、素晴らしい変化が起こってきます。

- 艶のある若々しい声になる
- 声量が増し、声の高低の幅が広がり、歌唱力が劇的に向上する
- スピーチ力、プレゼン力、コミュニケーション力が向上する
- 朗読、アナウンス、詩吟、謡曲などが上達する
- 武道やスポーツ競技で声がよく出るようになる
- 発達障害、学習障害、吃音、パニック障害などの改善に役立つ

私自身は普段の呼吸が丹田呼吸に近い深い呼吸になっていますが、講演会やセミナーでは丹田発声で話をしているのでマイクを使わなくても最後列の受講者にまで声がはっきり届きます。喉に負担が少ないため、丹田発声だと1日に9時間くらい立ちっぱなしでしゃべり続けても、声量が落ちたり、声がかすれたりすることはまったくありません。

土日、祝日に行なう終日セミナーは1年間に160日以上ありますが、全身に絶えず気のエネルギーが満ちていて、ほとんど疲れを感じることはありません。ありがたいことに、この20年間、風邪を引いたこともありません。心身が若返り、30代、40代のときよりもっと精力的に活動しています。

一般的に高齢になると体温が低下する傾向があり、体の機能低下につながります。ところが、丹田発声によって丹田呼吸が身についたことで私の体温は上がりました。平熱が赤ちゃんレベルの37℃前後です。

じつは、40代には体脂肪が27％のメタボ体型でした。このままではいけないと思い、食生活を改善し、積極的に運動をするようにしました。それで、ある程度まで体調がよくなりましたが、今の健康な身体に変わったのは丹田発声によって丹田呼吸を身につけたからです。今の体脂肪率はアスリート並の7％で、パワフルな筋力体型を維持しています。

メタボ時代の高血圧、狭心症、極度な偏頭痛、腎機能低下、慢性肝炎などもすべて解消しています。一日一食未満の毎日ですが、疲れることはまったくありません。

呼吸の目安は回数と深さとリズム

呼吸の状態を見るときの目安は回数と深さとリズムですが、ストレスの多い現代人には呼吸が浅く、回数が多くてリズムが乱れている人が多いのです。それらが身体のさまざまな不調にもつながっていると思われます。

そもそも呼吸は生命維持に欠かせない機能で、外から体に酸素を吸い込み、身体の中の二酸化炭素を吐き出しています。これを生まれた瞬間から亡くなるまで一時も休むことなく続けます。

その呼吸の深さとリズム、回数は連動しています。呼吸回数の平均は1分間に16から18回ですが、ストレスが強かったり身体が不調だったりすると、呼吸が浅くなったりリズムが乱れたりして、1分間に20回以上になります。

人間も含めて動物の呼吸回数と寿命には深い関係があるようです。わが家に26歳のミドリガメがいます。外来種のため、川に逃がすわけにもいかず、妻は困っていますが、昔から「亀は万年、鶴は千年」といわれて、長寿のシンボルになっています。ミドリガメの場合は50年前後の寿命ですが、それでも同じくらいの大きさの動物と比べると、はるかに長寿です。

ミドリガメの呼吸回数は1分間に2～3回ですが、たとえば、ねずみの場合ですと1分間に20回前後呼吸します。体の大きさはそれほど大差がないのに寿命は3～4年です。呼吸回数はねずみが約10倍で、寿命は逆に10分の1ですから、やはり呼吸回数と寿命には一定の関係があります。

もちろん、呼吸回数だけで寿命が決まるわけではありませんが、呼吸回数が少ない動物ほど長生きする傾向があります。仮に呼吸回数だけで単純計算すると、私たち人間がミドリガメと同じ呼吸回数になれば、計算上は６００歳から８００歳は生きられることになります。

呼吸の深さとリズムと回数は連動していると述べましたが、何か疾患がないかぎり、深い呼吸をリズムよく行なっていると、自然に呼吸回数は少なくなります。丹田呼吸をマスターすると、呼吸が深くなり呼吸回数も少なくてすむようになりますが、私の場合は、通常は1分間に7回前後です。

呼吸の深さは横隔膜や胸筋、腹横筋など筋肉の状態によって変わってきますが、ストレスが強い人や病気の人の場合は呼吸が浅く、1分間に20回以上になることもあります。また、同じ人でも、ストレスが少なく、ゆったりしているときは呼吸が深くなり、呼吸回数は少なくなります。逆に、ストレスが強いときは呼吸が浅くなり、呼吸回数は増えます。

丹田発声・呼吸法のトレーニングは誰でもすぐできる!

呼吸機能は他の臓器の機能と大きく違うところがあります。呼吸も多くの臓器と同じように無意識のうちに機能していますが、呼吸だけは意識してコントロールすることができるのです。

呼吸が浅くなっている現代人の場合、意識して深く呼吸をすると、無意識に呼吸しているときの倍以上、肺の中の空気を出し入れすることができ、呼吸回数は少なくてすみます。

それだけでなく、深く呼吸をすると、副交感神経の働きが優位になり、自律神経のバランスがよくなります。免疫力が高まり、病気にかかりにくい身体になることもわかってきています。

ですから、意識して呼吸を深くするといいのですが、日常生活の中で無意識に呼吸しているときは、どうしても呼吸が浅くなってしまいます。いろいろな呼吸のトレーニング法を行なってみても、日常の呼吸が深い呼吸や丹田呼吸になるところまではなかなかいきません。

私は、52歳から丹田呼吸の訓練を始めました。丹田を使っていることを感じられるように丹田に指を当て、まず20秒間で口から息を吐き出します。その後2秒間息を止め、次に8秒間で鼻から息を吸い、次に2秒間息を止めます。つまり、30秒間で1呼吸です。

この訓練をやっているときは、たしかに呼吸は深く丹田呼吸になりますが、普段、無意識に呼吸しているときや、睡眠中の呼吸は、それほど変化しませんでした。そこで丹田発声・呼吸法のトレーニングを毎日行なうようにしたところ、長時間セミナーで話しても、丹田発声できるようになりました。しかも普段の呼吸が深くなり、丹田呼吸に近づいていったのです。

この丹田発声のトレーニングは大人も子どもも行なうことができます。

丹田呼吸が身につくことで心身に起こる変化は先に述べたとおりですが、潜在能力を最大限に引き出すこともできます。

私の場合は、脳の回転スピードが学生時代より速くなり、高齢期を迎えても10以上の分野の仕事を同時に余裕でこなすことができています。セミナーも10以上のジャンルをこなし、執筆活動も行なっています。さらに、直感力（第六感）、創造力、インスピレーション、テレパシー力、予知能力なども鋭くなりました。

脳波にも変化が起こっているかもしれないと思い、最新の脳波測定器で測定してみたところ、日中でも、深い瞑想状態のときと同じシータ波レベルになっていました。日々瞑想しているような状態で生活し、仕事をしていたのです。

気持ちの安定感も高まりました。以前と比べて物事に動じることが少なくなり、いつも平常心でいられます。その分、何事にもどっしりと構えて向き合うことができます。全国で丹田発声のトレーニングセミナーに参加した方たちも、私と同じような体験をしています。

丹田ボイストレーニング、そして徹底した若返り法

本書のパートIにある丹田発声・呼吸法のトレーニングを試してみてください。方法は簡単で、続けるだけで呼吸が深くなり、呼吸のリズムがよくなり、回数も少なくなってく

ること、そして普段の呼吸が丹田呼吸に変わってくることを体験していただけるでしょう。

とくに3章では、プロの歌手として活躍するとともに、「丹田ボイストレーニング教室」を主宰するSatomi（北川都巳）さんに登場していただきます。自らの歌唱力アップと健康増進のために丹田発声に取り組むだけでなく、ボイストレーニング教室で指導にも当たっています。

Satomiさんは、ボイストレーニングに丹田発声と丹田呼吸を取り入れ、発声の改善や歌唱力アップ、さらに心身の健康づくりで素晴らしい成果を挙げています。教室では発声や呼吸の改善のために、まず身体をゆるめるストレッチと丹田を基軸とした正しい姿勢づくりを行ない、続けて丹田発声のトレーニングを行ないます。

歌唱力の向上を目指すだけの一般的なボイストレーニング教室ではなく、姿勢や体調が原因で生じる声の不調、加齢に伴う声の変化などを根本から解消していきます。それによってハリやツヤのある若々しい声をつくり出していきます。

パートⅡでは、ガン、うつ病、糖尿病、脳梗塞、心筋梗塞、腎臓病、パーキンソン病、アルツハイマー型認知症、高血圧などの生活習慣病と呼吸の状態がいかに深く関係しているかを解説します。そして、丹田発声、丹田呼吸が生活習慣病の予防や対策にきわめて有効であることも述べます。

私は、長年若返りのための食生活や健康法の指導に取り組んできました。

たとえば、日本では中高年の２人に１人がガンを発症します。ガンを発症した患者に見られる共通の要因として、精神的ストレスと低酸素、低体温、高血糖などが指摘されています。丹田発声、丹田呼吸が身につくと、これらが解消し、心身が若返ります。とくに「１日２回空腹を感じる」を習慣化すれば少食でも空腹を感じない健康体になります。

このことはガン以外の多くの生活習慣病にも当てはまることで、パートⅡで詳しく説明します。

52歳で折返し120歳で現役を目指す

本書のタイトルに「52歳で折返し１２０歳で現役」とあります。なぜ折返しが50歳ではなく52歳だと思われますか。

いちばんの理由は、今まで多くの方のカウンセリングをするうちに、人生において中年を迎えたとき大きな転換点が訪れるのは50歳ではなく52歳前後に多いことがわかったからです。

この時期に、それまでの生活習慣や生き方をどのように転換するかが、その後の人生に大きく作用します。さらに、本書で紹介します丹田発声・呼吸法、そして私が長年研究し、自ら実践してきた健康法を実践することで「120歳で現役」への道が拓かれてきます。

さあ、120歳で若々しく健康に生きる扉を開けてください。

パート I

丹田発声・呼吸法で奇跡の若返り！

――身体と声が変わる！

1章　丹田発声を身につけるトレーニング法

日本のサムライは幼少期から丹田音読で丹田発声を鍛えていた

丹田発声は、世界中のどの言語でもできるわけではありません。丹田発声にもっとも適した言語こそ日本語なのです。にもかかわらず、現在プロのアナウンサーも含めて、丹田発声を意識している人はほとんど見当たりません。

しかし、明治時代の初期までの武士、すなわちサムライは丹田発声を身につけていました。ですから、気合いで相手を圧倒することができたのです。現在の政治家には迫力のある人、腹が据わった人が少ないといわれるのは、丹田発声ができていないことも影響しています。

では、サムライたちはどうして丹田発声を身につけることができたのでしょうか。その秘訣は、武士の生い立ちを見るとわかります。

第一の秘訣は、幼少期から毎日稽古する剣術で発する気合いの声です。剣を振りかざして「エイッ、エイッ、エイッ……」「メンッ、メンッ、メンッ……」と大きな声を出します。

このとき、喉だけで声を発しても、相手を圧倒するような気合いが入りません。大地をしっかりと踏みしめ、腰を入れてヘソ下三寸あたり（腹の底）すなわち丹田から声を発します。これを毎日続けることで自然に丹田発声、丹田呼吸が身についていったのです。

第二の秘密は、武士のたしなみとして幼少期から習っていた能の謡いです。それが丹田発声の訓練になっていました。

能の謡いの練習は、節回しをつけず、一音一音を区切り、ハッキリと発音することからはじまります。たとえば、「義経、その時……」を「ヨー・シー・ツー・ネー・ソー・ノー・トー・キー……」と一音一音で謡います。これは、丹田音読、丹田発声のトレーニングそのものです。

第三の秘訣は、幼少期から行なった論語など四書五経の素読（音読・暗唱）です。屋敷においてだけでなく、7、8歳になると藩校や官校でも素読をやり続けました。農民や町人の子どもたちは、寺子屋で読み書き、そろばんを習い、論語の素読も行なっていました。そのときは意味が理解できなくても、ひたすら素読をし続けました。これが丹田音読、丹田発声のトレーニングになっていたのです。

ところが、明治に入り欧米の学校授業制度が導入されると、武術の稽古、能の謡の練習、素読の教育は家庭でも学校でもほとんど行なわれなくなりました。学習は音読学習中心から黙読学習中心に変わってしまったのです。

最近になって音読を取り入れる小学校が出てきていますが、ほとんどは喉だけで声を出して音読しているだけです。指導する先生も同じです。これでは、丹田音読は身につきません。

今の子どもたちは大きな声を出す機会も減っています。一人でゲームをしたり、塾に通ったりする生活では大きな声を出す必要はありません。これでは、ますます丹田発声からは遠ざかってしまいます。

発声がしっかりできないと、自分の考えを言葉にして堂々と人に伝えることが苦手になり、コミュニケーションも難しくなります。

これが丹田発声トレーニング

大学の運動部のキャプテンや指導者から、腹から気合いの入った掛け声を出すためにはどうすればいいかと相談を受けることがあります。そんなときは丹田発声のトレーニングをしてくださいとアドバイスしています。

最初から丹田を使って声を出すように伝えてもわかりにくいため、ヘソ下10センチあたりに指先を当て、そこの筋力を使って発声することを教えています。

私が主催するセミナーでも丹田発声のトレーニングを行なっていますが、参加者のなかには発声トレーニングをすると苦しくなる人が多くいるのです。しかも、小さな声しか出ません。その原因は丹田を中心とした姿勢の基軸ができておらず、丹田周辺の筋肉も少ないからです。そのため、丹田をうまく使えず、喉だけで発声しています。

そこで、丹田発声セミナーでは姿勢を整えることからはじめます。起立（立位）した状態で背筋をピーンと伸ばし、胸を張り、お尻を締めます。顔は正面に向けます。この状態で、肩の力を抜き、両手の指先をヘソ下10センチの下腹部に軽く当てます。こうすることで、発声するとき丹田の動きを指先で感じ取れます。

次に発声トレーニングをはじめますが、まず一音一音の母音をできるだけ伸ばし、大きな声で各音10秒ずつ発声します。こうすることで、丹田をしっかり使って発声する感覚をつかみます。声を息にのせて10秒間で出し切り、息を吐き出すことが目的です。

その次は、一音一音を5秒まで伸ばしながら発声するトレーニングを行ないます。

その次は一音一音を2秒まで伸ばしながら発声するトレーニングを行ないます。

最後は、一音一音を1秒ペースで、気合いをかけるようにして思い切り強く発声するトレーニングを行ないます。

これらのトレーニングをくり返していますと、無理なく丹田発声で音読（丹田音読）ができるようになっていきます。丹田呼吸も身についていきます。

中学生、高校生の丹田発声は、古典を教材にして行なっていると述べましたが、大人の丹田発声の教材は古文や漢文（論語）、漢詩、能の謡い文、お経（般若心経など）などです。

ここで、いくつか例を挙げてみます。

①徒然草「つれづれなるままに　日暮し　硯に向かひて」

ツー・レー・ヅー・レー・ナー・ルー・マー・マー・ニー・

ヒー・グー・ラー・シー・
スー・ズー・リー・ニー・ムー・カー・イー・テー・

②幸若舞・敦盛「人間五十年　化天の内を比ぶれば　夢幻のごとくなり」
ニー・ンー・ゲー・ンー・ゴー・ジュー・ネー・ンー・
ケー・テー・ンー・ノー・ウー・チー・ヲー・クー・ラー・ブー・レー・バー・
ユー・メー・マー・ボー・ロー・シー・ノー・ゴー・トー・クー・ナー・リー・

③論語「子曰く　徳有る者は必ず言有り」
シー・イー・ワー・クー・トー・クー・アー・ルー・モー・ノー・ハー・カー・ナー・
ラー・ズー・ゲー・ンー・アー・リー・

④般若心経「観自在菩薩　行深般若波羅蜜多時　照見五蘊皆空　度一切苦厄」
カー・ンー・ジー・ザー・イー・ボー・サー・ツー・
ギョー・ジー・ンー・ハー・ンー・ニャー・ハー・ラー・ミー・ター・ジー・
ショー・ウー・ケー・ンー・ゴー・ウー・ンー・カー・イー・クー・ウー・
ドー・イー・ツー・サー・イー・クー・ヤー・クー・

⑤小学生ならば宮沢賢治の『雨にも負けず』「雨にも負けず　風にも負けず」

アー・メー・ニー・モー・マー・ケー・ズー

カー・ゼー・ニー・モー・マー・ケー・ズー

⑥幼児ならば『あいうえおのうた』「あさひを　あびて　あいうえお」

アー・サー・ヒー・ヲー・アー・ビー・テー・アー・イー・ウー・エー・オー

この発声トレーニングは必ず毎日行ないます。わずかな時間でも大丈夫です。1カ月で基礎ができ、3カ月ほどで丹田発声が定着し、普段の会話（おしゃべり）も徐々に丹田発声になります。呼吸も深くなり丹田呼吸が身についていきます。

丹田強化筋力トレーニング

丹田発声のトレーニングと、丹田周辺の筋肉を強化するトレーニングを組み合わせることで、さらに丹田発声のレベルを高めることができます。

丹田周辺の筋肉というのは、下腹部の筋肉、腰回りの筋肉、足の筋肉、肩甲骨の筋肉などですが、これらを強化することで丹田を基軸にした柔軟できれいな姿勢になり、より丹田発声をしやすくなります。

おすすめしている丹田強化筋力トレーニングの方法は何段階もあり、「丹田強化若返り筋力トレーニングセミナー」で体験していただけますが、ここでは読者のみなさんが取り組みやすいものを紹介します。ただし、腰痛のある方は、無理のない程度で行なってください。

①「丹田強化斜め腹筋法」

一般的な腹筋法は尾てい骨を床（マット）に接地して、上半身を丸めながら起こしたり、背後へ倒したりしながら行ないますが、これでは腹筋と背筋しか鍛えられません。しかも、丹田側の下腹部の腹筋は鍛えられません。

そこで開発した丹田強化斜め腹筋法は、尾てい骨を床に接地させません。まず両脚を90度に曲げ、両方の足裏を壁に付けます。全身を左右どちらか斜めに傾け、お尻の片側の柔らかい部位が床に接地するようにします。これで尾てい骨は床から離れます。

この姿勢で、上半身は丸めず、背筋も首筋も真っ直ぐに伸ばしたまま背後に倒したり起こしたりをくり返します。両手の指先は丹田のある下腹部に当てておきます。

上半身を起こした状態から背後へ倒すときは、床につく手前で止め、そこから上半身を起こします。背骨も首も曲げず、真っ直ぐ伸ばしたまま行なうことで、ヘソあたりの腹筋はもちろん、丹田周辺の下腹筋を鍛えることができます。

さらに、この腹筋法によって頭を支えている首（延髄と頸椎）周辺の筋肉も同時に鍛えることができます。

筋肉を鍛えると脳が活性化するといわれますが、首周辺の筋肉を鍛えることで頭の脳が活性化し、丹田周辺の筋肉を鍛えることで腸にある脳（神経系）も活性化します。腸は「第二の脳」ともいわれて独自の神経系をもっていますが、この腹筋法によって頭と腸の脳を同時に活性化することができるのです。

首周辺の筋肉を鍛えていると、首の余分な脂肪が取れて、筋肉質のシャープな首になります。私の場合は、42センチあった首周りが37センチに引き締まりました。ひどかった頭痛や肩こりは完全に解消してしまいました。

それだけではありません。全身を斜めに傾けて行なうことで、足腰や体幹の筋肉も鍛えることができますし、全身の関節を柔軟にして関節周りの筋肉を強化することもできます。

丹田強化斜め腹筋法

側面　　正面

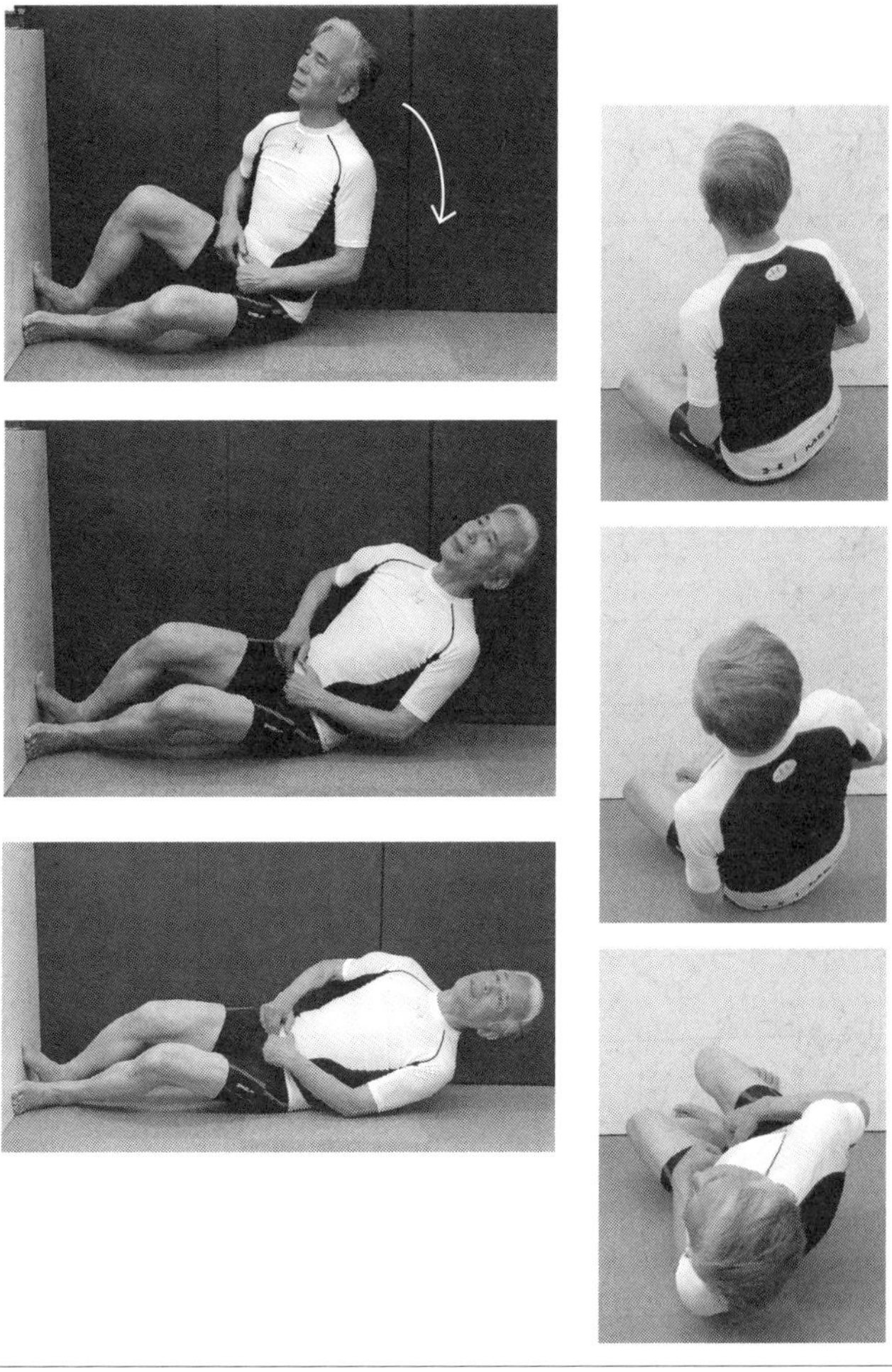

とくに丹田周辺の筋肉が鍛えられると、ポコっと出ていた下腹部の皮下脂肪が取れ、さらに奥の内臓脂肪も取れます。腸の蠕動《ぜんどう》運動も活発になるので、便通がよくなります。その結果、私の場合はお尻周りが12センチ、ウエストが20センチ、太ももが10センチ、首が5センチ細くなりました。顔は丸顔から面長顔になりました。体脂肪は27％の肥満からアスリートレベルの６％台の細身筋肉質になり、現在も維持しています。身体運動年齢は28歳レベルです。

丹田強化斜め腹筋法には二つのやり方があります。上体をやや浅く倒して高速（1分間に60～１００回）で行なう方法と、床ギリギリまで深く上体を倒して低速（1分間に６～10回）で行なう方法です。

低速は、２秒間で口から息を吐きながら、背中が床に接しないギリギリまでゆっくり倒します。そのあと2秒止めて、次の2秒で鼻から息を吸いながら上半身を起こします。

私は、体を左に斜めにして１００回、右に斜めにして１００回を高速で行ない、次に左右10回ずつ低速で行なっています。高速１００回は解糖系筋肉の強化になり、体の外側の筋肉をつけます。低速10回はミトコンドリア系筋肉の強化になり、インナーマッスル（深層筋）をつけます（注　解糖系とミトコンドリア系に関してはパートⅡで解説します）。

②「後手丹田強化スクワット」

両足を肩幅に広げて立ち、両手は後手で組みます。手の平をピタッと合わせ密着させることがコツです。こうすることで肩甲骨を柔軟にします。

この姿勢からゆっくりと腰を沈めていき、大腿の裏側が床と平行になるまで腰を落とします。このとき、上半身は真下に下ろすのではなく、つま先が膝越しに見えるようにして（目と膝、つま先が一直線になるようにして）思い切りお尻を後方へ突き出しながら、ゆっくり腰を沈めていきます。

このスクワットをくり返すことでも丹田周辺の筋力を強化できます。

高速で行なう場合は、腰は浅めに下ろしては元に戻します。これで1分間に60～100回行ないます。このときは、息は止めたままでも構いません。

低速で行なう場合は、腰はゆっくり深く下ろして元に戻します。1分間に10回行ないます。腰を下ろすときは、2秒間で口から息を吐きながら下ろしていき、そのあと2秒間止めます。それから次の2秒間で鼻から息を吸いながら立ち上がります。

後手丹田強化スクワット

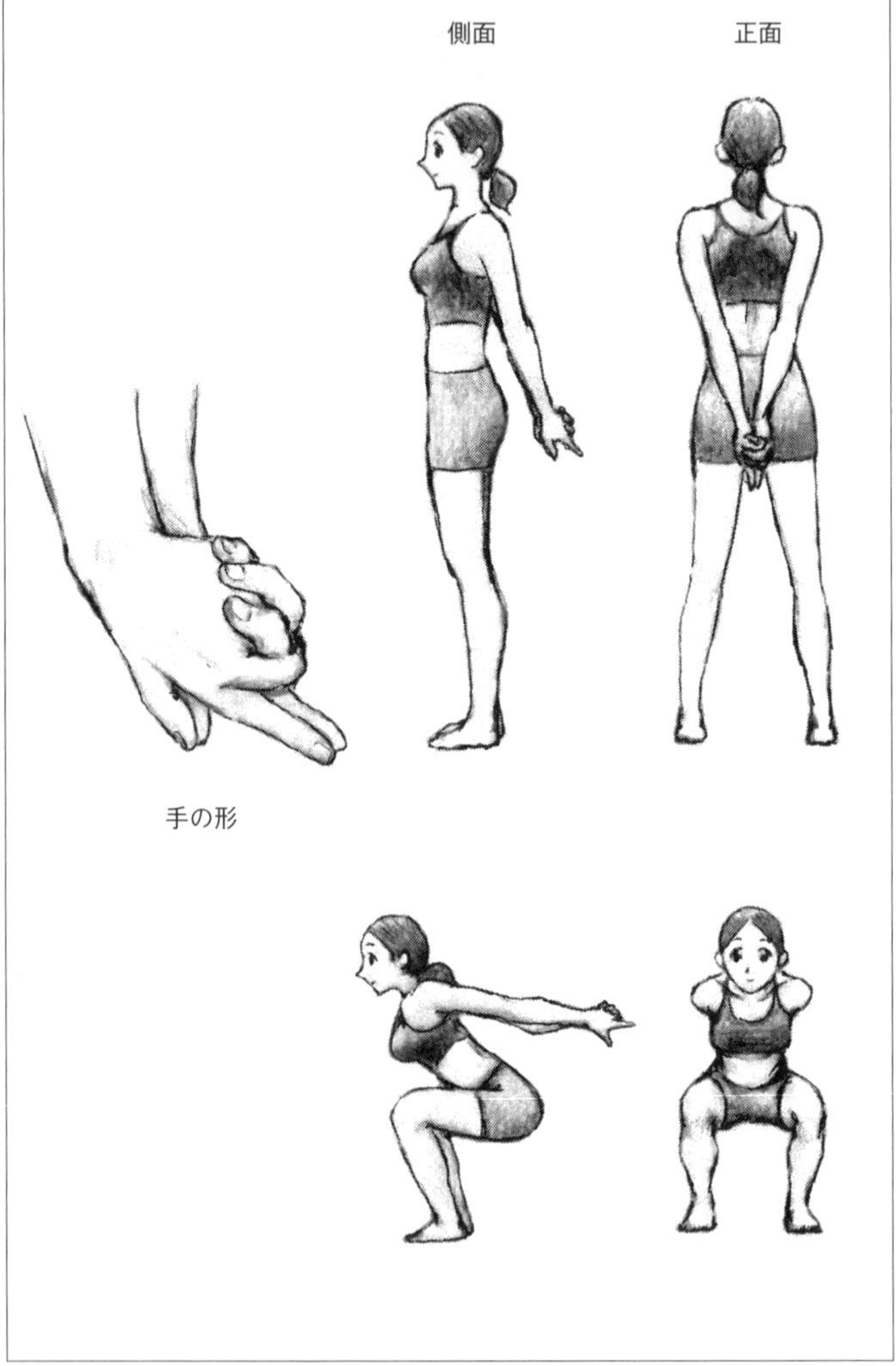

私の場合は、高速スクワット100回と、低速スクワット10回で3クールほどを毎日行なっています。

丹田強化スクワットと似た効果が得られる方法もあります。それは、階段の2段上がりです。105歳の長寿を全うした聖路加病院の日野原重明元院長は、100歳を過ぎてもエレベーターを使わず、毎日、階段の2段上がりをして、足腰を鍛えていたことはよく知られています。

筆者は、会社が入っているビル内ではエレベーターを使わず、4階や5階まで2段上がりで行き来しながら仕事をしています。これだけでスクワット300回分程の効果があります。毎日行なっている後手丹田強化スクワットと合わせると、1日に500回以上のスクワットをしていることになります。

後手丹田強化スクワットは、足のふくらはぎ、大腿の前後の筋肉、腰の筋肉、肩甲骨の筋肉をつけながら、お尻を後方へ突き出すことで丹田を中心に鍛えるやり方です。

これらの部位の筋肉をつけることで「マイオカイン」という若返りホルモンが大量に分泌されますが、とくに足腰と肩甲骨の筋肉が衰えると、このホルモンも減少して老化が一気に進みます。後手丹田強化スクワットは、老化を防止し、若返りを促すことにもつなが

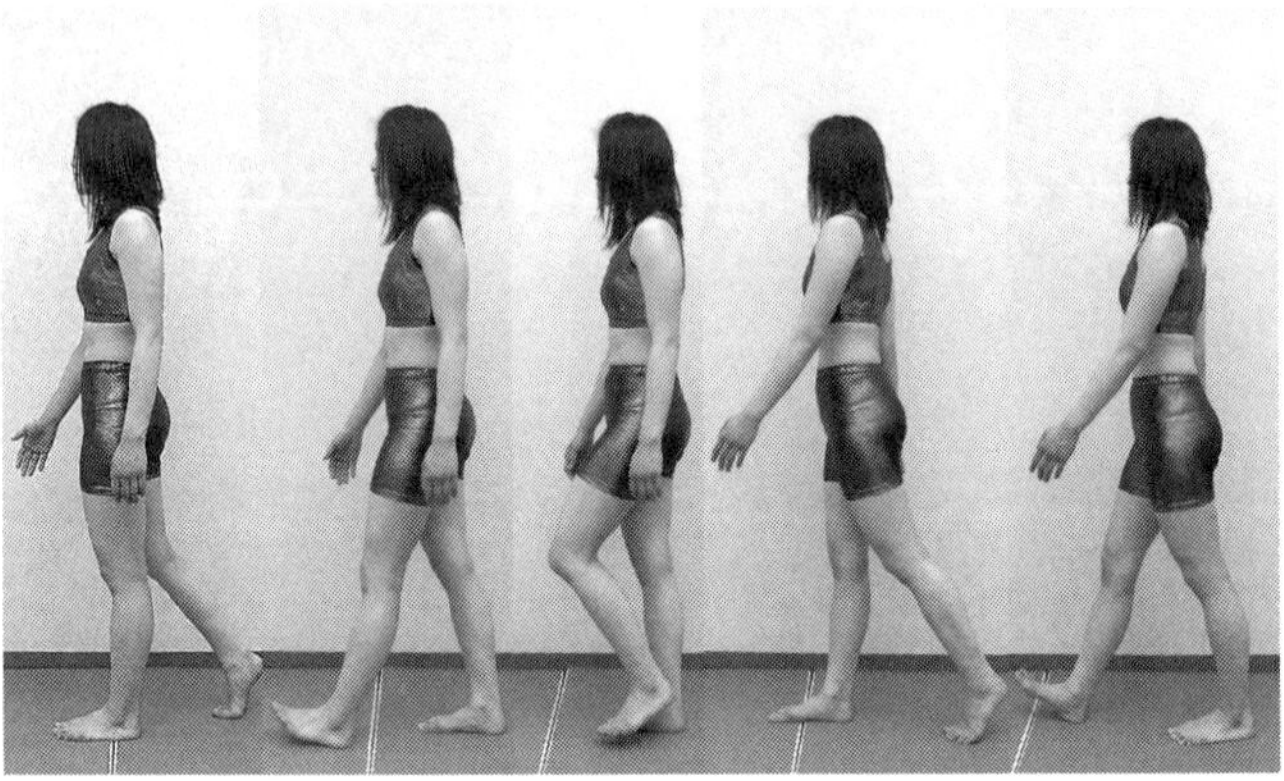

っているのです。

③「丹田ウォーキング」

歩くときの姿勢は、胸を張り、お尻を締めて背筋をピーンと伸ばします。この姿勢を保ち、足のつま先で地面を蹴って、踵で着地しながら大股で歩きます。モデルのように一本の線上を歩くようにします。これでヒップが上がり、丹田を基軸とした丹田ウォーキングになります。

1日1万歩を目指して丹田ウォーキングを行ないましょう。一度にまとめて1万歩のウォーキングができれば良いのですが、忙しいときは、1日の総計が1万歩になるようにしましょう。

④「ストレッチボードで丹田強化」

昔は、武士の子どもも庶民の子どもも音読と暗唱を行なっていたので、自然に丹田発声ができていたと述べましたが、それによって背筋をピーンと伸ばして腹の底から大きな声を出していました。ところが、私が20年前に子どもたちに音読学習の指導をしてみると、背中をまるめて喉だけで恥ずかしそうに声を出していたのです。これでは、骨格全体に声が共鳴しません。

ストレッチボードは背筋をまっすぐに伸ばすのに効果的です。ボードを30度の傾斜にして、その上に立ち、背筋をまっすぐに伸ばします。こうすることで腰、背筋、脳幹がピーンとまっすぐになります。その後、丹田発声を行なうと、声が全身に共鳴して大きな声が出るようになります。

ただし、最初から30度の傾斜角度が難しい方は、もう少し浅い傾斜角度からはじめてください。

パイプオルガンや長い縦笛を想像してみてください。まっすぐ伸びた長いパイプに音が共鳴して、伸びとツヤのある音が出ます。人間の身体も同じです。背筋がまっすぐ伸びていると、声が身体によく共鳴するので、声量が増えて遠方まで届きます。聞く人には、音叉が共鳴し合うようによく響き、声が脳の奥深くまで届きます。

ストレッチボードで丹田強化を行なうとともに、松井式の脳幹トレーニングを行なうと、足首が柔らかくなる、腰の仙骨の歪みが取れる、首や延髄の血流もよくなるといった効果もあります。

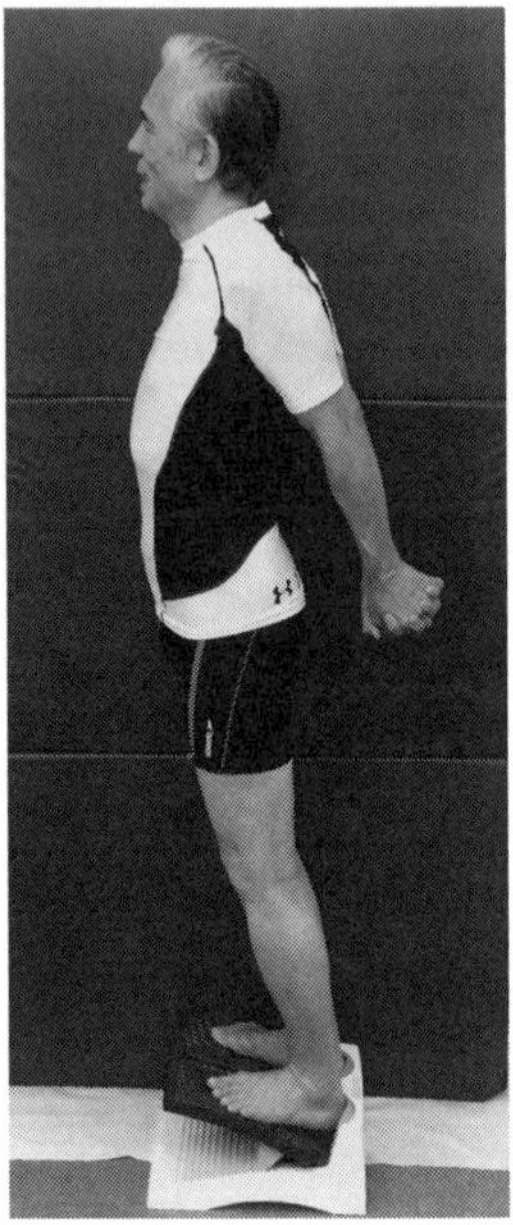

ストレッチボードで背筋をまっすぐにする

丹田発声は生命エネルギーを上昇させる

背筋をピーンと伸ばし、丹田発声をし続けると、体全体がエネルギーに満たされて熱くなってきます。尾てい骨から生命エネルギー（気のエネルギー）が湧き上がるように脊髄に沿って上昇してくるのを感じます。

それは、ヨガの熟練者がもっとも深い呼吸をゆっくりしながらマントラ（真言）を唱え続けたときに尾てい骨にあるチャクラからクンダリーニエネルギー（生命エネルギー）が湧き起こり上昇をする様によく似ています。

もっとも代表的なマントラはA・O・U・Mと発声する「アオムのマントラ」ですが、背筋を伸ばして深く長い呼吸で「アーオームー」と唱え続けます。わが国では空海が室戸岬の洞窟で真言の「求聞持法」を百万遍唱えて超能力を開いたことは有名ですが、この真言をやはり深い呼吸をしながら母音を長く伸ばして発声します。

私が毎週行なっている講演は、長くなるときは1回10時間近くになりますが、まったく疲れを感じません。むしろ尾てい骨から湧き上がるエネルギーに満たされて身体全体が熱くなり、パワーアップしています。体温も平熱で37度になり、赤ちゃんと同レベルになっていますし、脳も身体全体も若返ってきています。

このようなことは、特殊な能力がないとできないのではないか、あるいは長期間の修行や訓練をしないとできないのではないかと思われるかもしれません。正直、私も以前は同じように考えていましたが、丹田音読、丹田発声のトレーニングを行なうようになってからは、誰でも簡単にできると確信を持ちました。

全国ですでに丹田発声のトレーニングをしている方たちも同じような体験をしています。

2章　丹田発声がもたらす画期的な効果

丹田発声の効果

丹田発声トレーニングを続けていると、日常会話やスピーチなどが自然に丹田発声になり、いろいろな丹田呼吸のトレーニング法を試してもなかなか身につかなかった丹田呼吸が身についてきます。

丹田発声、丹田呼吸によって心身に起こる変化はすでに述べましたが、もっと詳しく説明することにします。

1 呼吸が深くなり、生活習慣病の予防、解消につながる

丹田発声トレーニングでは、10秒単位で一音一音をできるだけ大きく丹田中心に腰から発声し、息を全部吐き切るようにします。次に5秒、2秒、1秒と発声していきますが、これによって丹田周辺の筋肉と肺の筋肉を強化できます。気づいたら、丹田呼吸が身につき、呼吸が深くなっています。

パートⅡで詳しく述べますが、ガンやうつ病、糖尿病、脳梗塞、心筋梗塞、腎臓病、パーキンソン病、アルツハイマー型認知症など生活習慣病の本質的原因は、精神的ストレスにあります。

ストレスがたまると呼吸が浅くなるため、酸素不足の原因になります。酸素不足になると代謝力が低下して細胞の活性を低下させるため、さまざまな生活習慣病が発生しやすくなります。細胞の先祖返りであるガン細胞も発生しやすくなります。

丹田呼吸が日常化すると、吸い込む空気の量が2倍、3倍と増えます。酸素を全身の細胞に十分に供給できるため、生活習慣病の予防や解消につながります。

2 呼吸回数が減少し、長寿をもたらす

丹田呼吸で呼吸が深くなると、その分、呼吸の回数は少なくてすみます。一般的には1分間の呼吸回数は16〜18回とされていますが、丹田呼吸になると12回→10回→8回と知らぬ間に減少してきます。

プロローグで述べましたように、呼吸の回数と寿命は連動しています。単純計算しますと、16〜18回が8〜9回になれば、残りの人生の寿命が最高2倍にまで伸びることになります。

深くゆったりとした呼吸になると、少々のことでは物事に動じなくなり、平常心でいることもできるようになります。すぐにストレスを解消でき、メンタル面が強くなるからです。ストレスが減ると免疫力が高まるため、老化を防ぐこともできます。

3 気のエネルギーが満ち、疲れ知らずの身体になる

深い呼吸をしていると、空気を吸い込むとき空間に存在している気のエネルギーが鼻腔を通して、全身に流れ込んでくるようになります。また、先述したように、丹田発声によって尾てい骨にある第1チャクラから地球のエネルギー（気のエネルギー）が入り上昇し

ます。さらに、ポジティブな言葉を丹田発声していると、言霊パワー（気のエネルギー）も満ちてきます。

その結果、３つの気のエネルギーで全身が満たされ、いつもパワフルで疲れ知らずになります。

さらに、背筋をピーンと伸ばして丹田発声をしていると、頭頂にある第７チャクラ（百会）から宇宙エネルギーを気のエネルギーとして受け取ることもできます。これも加えれば、丹田発声によって身体は４つの気のエネルギーで満たされます。

4 体温が36・8～37℃に上昇し、免疫力がグーンとアップ

免疫システムを担っている白血球（リンパ球や顆粒球、マクロファージ）が、老化した細胞の死骸や外から侵入したウイルス、細菌、真菌（カビ）、体内で発生したガン細胞を殺したり食べたりして処理しています。

このときに必要なエネルギーは、細胞内のミトコンドリアが栄養素と酸素を反応させて生成するＡＴＰ（体内でエネルギーを貯蔵したり使用したりするための物質）です。丹田呼吸によって体内への酸素供給が増えると、ＡＴＰの生成がより活発になり、白血球にも

より多くのエネルギーが供給されて免疫システムが強化されます。

丹田呼吸によって体温が上がることも、白血球の働きを高めます。

体温が高い人は、風邪やインフルエンザウイルスに強く、ウイルスや病原菌による感染症にかかりにくくなります。さまざまな生活習慣病にもかかりにくくなります。ところが残念なことに、戦後は体温が下がる傾向にあり、36℃以下の人も増えています。

今は日本人の半数がガンになる世界一のガン大国ですが、これには体温の低下が関係していると考えられます。

理想の平均体温は36・8～37℃といわれてきました。ところが、私が全国のセミナーで出会った人のなかで、この平均体温だったのは20歳の大学生2人だけでした。2人とも、スポーツをやっているアスリートです。

私の体温は、49歳ころまでは36・5℃でした。それまで、石油から化学合成された医薬品はいっさい服用してこなかったからです。大学時代に医学部の教授から「漢方は良いが、医薬品は石油から作られた毒だから、副作用もあるし、飲むな。救急以外にはけっして服用するな」と教えられていたのです。

多くの医薬品は、代謝エネルギーを作り出す細胞内のミトコンドリアの活動を抑え込む働きをします。そのため、医薬品を服用すればするほどミトコンドリアによるエネルギー生産が低下し、体温を低下させます。医薬品の服用が日常化している現代人に36℃以下の体温が多い原因の一つもここにあると思われます。

私の体温は、丹田発声を毎日行なうようになると年々高まって36・8℃になり、現在は37℃になっています。終日のセミナーがある日は37・3℃になっています。

5 血液がサラサラできれいになる

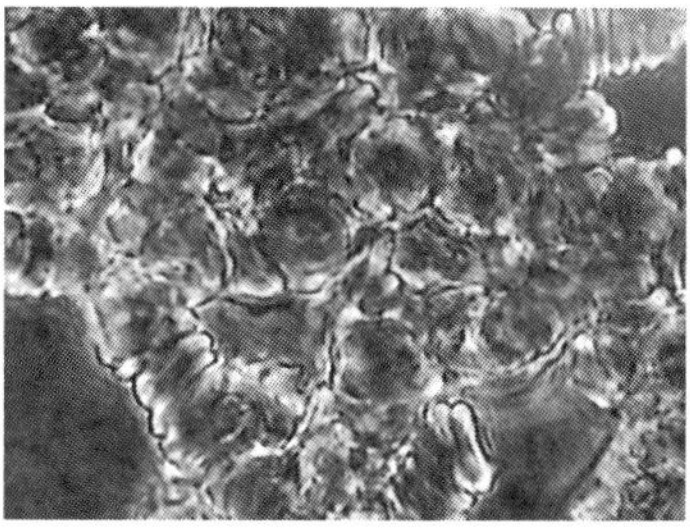

写真Ⓐ／ドロドロ状態の血液

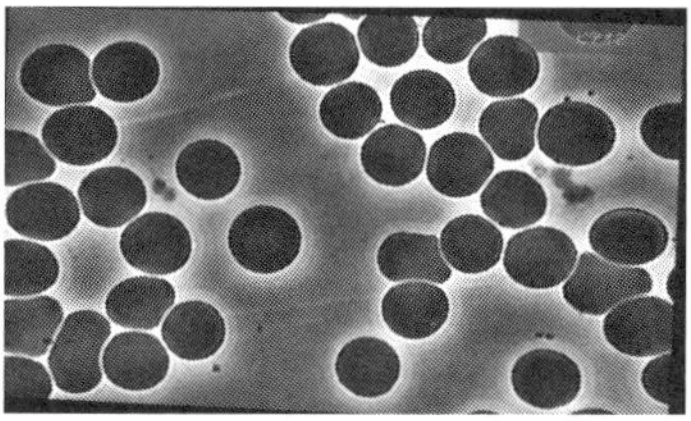

写真Ⓑ／きれいな血液

血液写真のⒶとⒷをご覧ください。Ⓐは、疲労と睡眠不足が重なり、朝から水分を摂っていない状態の血液写真です。赤血球が連なり、血液はドロドロ状態です。しかも、酸素不足のため赤血球内は透けて見えます。

Ⓑは、丹田発声トレーニングを5分間したあとの血液です。赤血球が酸素を多

く抱えているため、濃く映っています。赤血球はバラバラになり、きれいになっています。

6 肺活量が大きくなり肺が若々しくなる

丹田発声トレーニングでは10秒を目安に一音一音を伸ばして発声しますが、このときは息を吐き切るまで大きく声を出します。これをくり返すことで、肺の中の空気を吐き出す肺筋が強くなります。その結果、肺活量は大きくなり、肺は若返ります。

私の場合は、丹田発声を続けていると、ゆっくり息を吐き出す長息が2分間になり、プールでの潜水泳法は50メートルになりました。

7 ウエストがしまりスリムな体型になる

丹田発声をしていると、腹部と下腹部の中性脂肪が燃焼します。同時に、腹筋（とくに下腹部）の筋肉は強化されます。その結果、ウエストがしまり、スリムな体型になり、姿勢はシャキッとします。

8 眠っていた腸の脳（神経系）が目覚める

大脳新皮質の神経細胞の数は140億個と考えられていますが、「第二の脳」といわれる腸（大腸と小腸）の神経細胞は1億個と考えられています。ですから、他の臓器は基本的に脳の指令で機能していますが、腸は自らの判断でも機能できます。

腸は、人体にとって食べて良いものか悪いものかを自ら判断しています。今、体に必要な微量元素（ミネラル）やビタミン、酵素などを含む食物は何かも知っています。腸がきれいで、腸の脳（神経系）が研ぎ澄まされていると、腸の脳は大地や動植物と体のつながりを本能的直感力（腸感）で判断することができます。

ところが、現代の食生活や生活習慣は腸内を腐敗させ、腸の脳の働きを低下させています。これでは、腸の脳からの声が聞こえなくなります。

腸の脳の働きを回復させるには、食生活や生活習慣を改善して腸をきれいにすることが肝腎です。さらに丹田発声を行なうと、もっと腸の脳の働きが活性化します。丹田呼吸で取り込まれた気のエネルギー（生命エネルギー）も腸の脳を刺激します。

強い意志力を持っている人を「丹力がある」とか「腹が座っている」と言いますが、まさしく強靱な精神力（気力）は腸の脳から発揮されるものです。超一流のアスリートや武道家は、本番の競技や試合には空腹状態で挑みます。そのほうが腸の脳が活性化し、気迫や気力、直感力が冴え渡るからです。

消化活動中は腸のエネルギーが低下するため、気迫も気力も直感力も低下しやすいです。ですから私は昼間は、頭脳の冴えやインスピレーションが必要なため朝食と昼食を摂りません。50代後半からは夜一食の生活になっています。その代わりに、消化の負担がまったくない独自の「手作り酵素」を食事代わりに朝と昼に飲んでエネルギー源にしています。

丹田呼吸と「手作り酵素」の組み合わせは、腸の脳を活性化する力強い味方になっています。

丹田発声と丹田呼吸でヨガや音楽指導の限界を超えられた！

ヨガ教師　音楽教師S・Jさん（女性）

松井先生が書かれた『常識が変わる200歳長寿！　若返り食生活法』（コスモ21刊）に出会ったとき、はじめは200歳？　と思いながら読みました。これまでいろいろな健康法を試してみましたが、いつも何か足りないものを感じていました。しかし、この本を読み終えて「これだ」と確信しました。

まず、松井先生から直接指導を受けて「手作り酵素」を作りました。福岡県で「手作り酵素と健康食」というセミナーも受講しました。手作り酵素を飲み、食生活を改善すると腸がスッキリし、体調がこれまでになく良くなるのがわかりました。

その後、多くの人に声をかけて宮崎県でセミナーを開催してもらいました。それがきっかけで仲間や知り合いが定期的に集まり、手作り酵素のセミナーや各種のセミナーを行なうようになりました。

私は音楽教室とヨガ教室を主宰しています。以前は、好きなことを仕事にしているのに悩むことが多く、とくに春になると何となく人に会いたくなくなるのです。このままでは、30代に経験した拒食と過食になるのではと不安でした。ヨガをすることで、ある程度は改善していたのですが、心の浮き沈みをコントロールするのは苦手なままだったのです。

じつは、『脳を鍛える丹田音読法』（松井和義著　コスモ21刊）を読み、丹田呼吸についての知識はありましたが、ヨガのいろいろな呼吸法を知っていたので、丹田呼吸には取り組みませんでした。ヨガの呼吸法を深めていけばいいと思っていたのです。

ところが、思ったほどうまくいかず、もうダメかなと諦めかけていたころ、『リーダーのための若返りの法則』（松井和義著　コスモ21刊）をもう一度読み返しました。そのときは、かなり真剣に読みました。

まさにそのとおりだと思い、本に書いてあった「スロー筋トレ」を40分行ない、その後は、古文を使って丹田発声のトレーニングを行ないました。その年の5月には、松井先生の能力開発セミナーを受けました。

先生の丹田発声の声は深く朗々としていました。私の歌の指導では腹式呼吸で歌うようにと教えていましたが、丹田呼吸に変えました。高校三年生の女の子は発声が変わり、ボリュームも出てきたので「よい声だね」と言うと、「先生、何か声を出すコツがわかってきた」と嬉しそうに答えてくれました。

じつは、この生徒にはもう一つ大きな変化がありました。1年ほど前に生徒のお母さんから、学校を休みがちだと相談があったのです。歌のレッスンも体調が悪いと休むことが度々ありました。そこで丹田発声でトレーニングをはじめると、レッスンを休まなくなり、発表会でもソロで堂々と歌いました。学校を休まなくなり、進路も決まったそうです。丹田発声は心にも良い影響を与えるのではと思いました。

私自身は、丹田発声をしていると、ヨガ教室の指導で話すのがとても楽になりました。プログラムや瞑想誘導なども迷いなく自信をもって指導できるようになったのです。頭で考えるのではなく、腹で考えているような感覚です。記憶力も良くなっている気がします。

今は、午前と午後のヨガクラスで教え、夕方からは音楽教室で教えていますが、疲れることはありません。最近は週一回老人施設へ行き、唱歌を歌ったり、リコーダーを演奏したりしていますが、それでも疲れませんし、楽しく取り組めています。

ミミテックを使ったアファメーション（自分自身に対する肯定的な宣言）で「私自身の使命を果たし、歓喜に満ちた人生を送っています」と唱えていますが、今はまさに、そのとおりになっています。

9 武道、スポーツで呼吸を使いこなせる

卓球の愛ちゃんや張本君、ハンマー投げの室伏広治さん、剣道や空手の達人など一流のスポーツ選手や武道家は、気合いや叫び、相手との呼吸の間合いなど、呼吸をうまく使いこなしています。

私は、スポーツや武道をしている学生、プロやアマの選手にイメージトレーニングとメンタルトレーニングの指導をしていますが、そのときに必ず丹田発声と丹田呼吸の指導も

しています。

丹田発声ができると、武道の試合やスポーツの競技中に、相手の度肝を抜くような気合いを発することができます。また、丹田発声で丹田呼吸が身につき常に平常心で臨めます。集中力を高めたりゆるめたりしてメンタルコントロールもしやすくなるので、相手の呼吸を見てチャンスをつかむこともできます。

たとえば剣道ですと、相手が息を吸う瞬間に、丹田から気合いを入れて「エイッ」と発すると、相手は度肝を抜かれ圧倒されます。さらに、剣道は相手の呼吸を読み取ることがとても大事ですが、丹田呼吸でゆったりと深い呼吸をしていると、相手の呼吸の状態を読み取りやすくなります。相手が吸う瞬間をねらって「エイッ」と気合いを入れて打ち込めば、一本を取るチャンスが格段に大きくなります。

息を止めているときと吐いているときは力が出ますが、息を吸っているときは動きが止まり、力を出せません。その瞬間こそ打ち込むチャンスなのです。たとえば、相手が1分間に16回の呼吸をしていて、自分が8回の呼吸ならば、相手の2倍のチャンスがあります。しかも、丹田呼吸をしていると、相手の呼吸に敏感に反応できるようになりますから、相手が息を吸う瞬間を逃さず打ち込めるようになります。

丹田発声で丹田呼吸を身につけると、突然、人が変わったように剣道が強くなり、優勝する子どももいます。ここで、2人の中高生を紹介します。

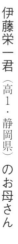

体育館を揺らすほど気合いの入ったかけ声が出た！

伊藤栄一君（高1・静岡県）のお母さん

剣道の試合で、「エイッ」と丹田から発すると、体育館を揺らすような気合いの入ったかけ声が出ました。剣道8段の師匠も顔負けするほど気合いが入っていたので、戦う相手も観客も度肝を抜かれているようでした。会場の建物が振動するほどで、その瞬間、全員の目が栄一に集中しました。

松井先生に報告すると、「おそらく昔の剣豪の気合いはそんな感じだったのでしょう」とおっしゃっていました。

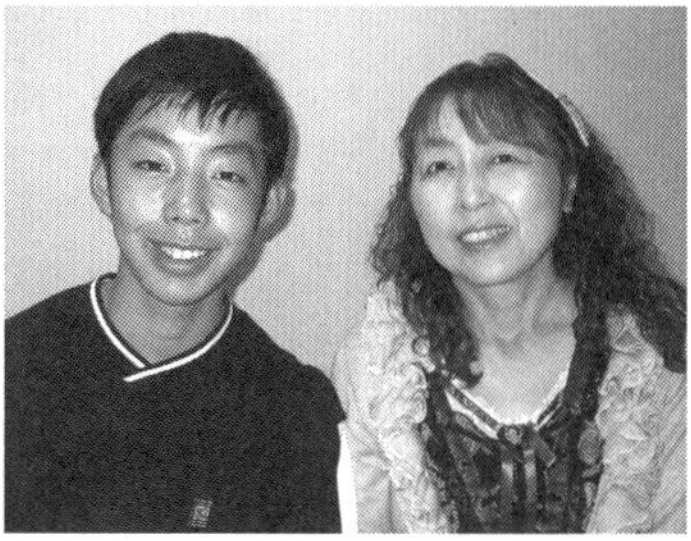

親子でメンタルトレーニング指導を受けたとき、栄一の気合いの入ったかけ声を聞かれて、松井先生は、わずか15歳の少年がビル全体に響くほどの声を

出せることに、ひっくり返るほど驚いたと言ってくださいました。古典の一音一音読や、てにをは音読による丹田発声のトレーニングがほんとうに役に立ったのだと思います。

剣道は1年生で安城市中学生大会入賞、バスケットボールは県大会優勝！

大場光太郎君（中1・愛知県）

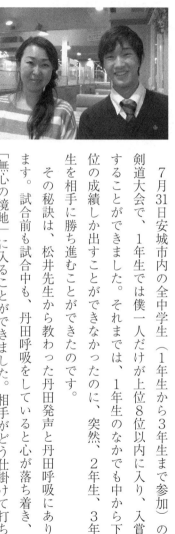

7月31日安城市内の全中学生（1年生から3年生まで参加）の剣道大会で、1年生では僕一人だけが上位8位以内に入り、入賞することができました。それまでは、1年生のなかでも中から下位の成績しか出すことができなかったのに、突然、2年生、3年生を相手に勝ち進むことができたのです。

その秘訣は、松井先生から教わった丹田発声と丹田呼吸にあります。試合前も試合中も、丹田呼吸をしていると心が落ち着き、「無心の境地」に入ることができました。相手がどう仕掛けて打ち込んでくるのか読み取れたのです。それで、相手が息を吸い込むわずかの隙に打ち込み、一本取って勝ちました。

剣道は、この大会を最後にして、その後はバスケットボール部に転向し、毎日激しい練習をしています。ここでも丹田呼吸でつかんだ運動のコツが大いに役立っています。中1なのにエースとして活躍でき、バスケットボールの愛知県大会で優勝できました。松井先生からは文武両道を目指そうと励まされています。

10 艶《つや》のある若々しい声になる

一般的に、加齢とともに声が老化していきます。声の艶がなくなり声量も減ります。さらに老化が進むと、かすれ声になります。

プロ歌手のなかには、70歳を超えても声の艶と声量を維持していることがありますが、声が衰えて往年の歌声の魅力がなくなってしまう歌手がほとんどです。若いころから声帯を無理して使ってきたため、声帯や喉にポリープや扁桃ガンができて声が出なくなり、歌手生命を失うことさえあります。

丹田発声が身につくと、声帯への負担が軽くなり、いつまでも若々しい声で歌い続けることができます。これはプロの歌手に限ったことではありません。丹田発声ができていると、いつまでも若々しい声で話すことができます。

11 音程の幅が広がり、歌唱力が劇的に向上する

丹田発声をすると、身体全体に声がよく共鳴するため、音程の幅も広がります。

美空ひばりさんの歌は、音程の幅がとても広いため、プロ歌手でも美空ひばりさんのように歌いこなすのは難しいといわれます。ところが、丹田発声をマスターすると、音程の幅が広がるため、ひばりさんの歌を歌いこなせるようになります。

美空ひばりさんは丹田発声で歌っていたからです。

丹田発声で歌のトレーニングをすると、歌唱力も劇的に向上します。3章で紹介する丹田ボイストレーニングを参考にしてください。

12 朗読、アナウンス、詩吟、謡い、スピーチなどが上達

丹田発声で歌ったり、話したりすると、自分の体に共鳴した声が相手の身体にも共鳴して、とても心地よく響きます。ですから、丹田発声で朗読、アナウンス、詩吟や謡い、スピーチなどを行なうと、聞く人により共感してもらいやすくなります。

⑬発達障害や学習障害、吃音、パニック障害などが改善

丹田発声のトレーニングをすることで、発達障害の改善が認められることがあります。丹田発声ができるようになると、落ち着いて自分の考えを話せるようになることや、ストレスが軽減して精神的に安定すること、腸の脳が活性化することで意志力が強くなり自分に自信が持てるようになることなどが関係しているのだと思われます。

①アスペルガー症候群

発達障害の一つにアスペルガー症候群があります。頭は良いが、人とのコミュニケーションを取るのが苦手というケースを多く認められます。

たとえば、5W1Hで順序立てて話すより、いきなり結論のH（どうした）だけを唐突にしゃべるので、聞く側は訳がわからず困惑してしまいます。あるいは、文章に書く場合は5W1Hで表現できますが、会話になるとうまく伝えられないケースも多く見られます。

私は、アスペルガー症候群がある人にも丹田音読の指導をしてきました。小学生や中高生の場合は、丹田発声のトレーニングを続けてもらうと、多くの場合、しっかりと5W1Hで話せるようになりました。しかも、本来の頭の良さをフルに発揮し、なかには天才的

な能力を発揮する子どもも出てきます。

アスペルガー以外にもＡＤＨＤや広汎性発達障害、自閉症の子どもたちも、コミュニケーションがスムーズになり、発達障害が完全に解消したケースも多くあります。

②パニック障害

これは、何らかのトラウマが原因で、同じような環境や精神状態に置かれるとパニックに陥る障害です。丹田発声のトレーニングを続けていると、呼吸が深くなり、メンタル面が落ち着いてきます。人によりますが、１年前後で見事に解消したケースもあります。

③学習障害

学習障害があって、漢字が読めず、文章の意味が十分に理解できない子どもたちが、全体の１割を超えるほど増加しています。このような子どもたちの多くは、左脳機能の発達が遅れている一方、右脳機能は発達しています。こうした子どもが、音読をしない黙読学習中心の学習指導を受けても、うまく対応できません。

そこで丹田発声による学習指導を行なうと、左右両脳がバランスよく動き出し、脳全体の発達が促されます。学習への取り組みも変わってきます。漢字を含めて文章をしっかり読めるようになり、文意をつかむ力も育ってきます。そうして学習障害が改善していきます。

さらに、自分が音読した声を3D音に変換して脳の中心へフィードバックする「ミミテック音読3Dフィードバック方式」を採用すると、即効性が高まります。この方式は、一般の子どもたちや大人の記憶力や各種潜在能力の開発にも役立っています。4章で詳しく述べます。

④吃音

私（筆者）は小学低学年のころ、いじめにあって自信がなくなり、友達もできないストレスで吃音になっていたことがあります。吃音の子どもたちが丹田発声のトレーニングを続けているうちに吃音が消えて、堂々としっかりしゃべることができていたという事例は多くあります。

丹田発声でプレゼンに自信がもてた

A・Cさん（東京都　51歳　男性）

私は人前でのスピーチが苦手でした。結婚式でスピーチをしたときは、すっかり上がってしまい、何をしゃべっているのかわからなくなりパニックに陥ったこともあります。そんな私が、会社の企画や商品のプレゼンテーションをする機会が増えたのです。ときには、会社の命運を懸けた企画を説明することもあり、私の上がり症を何とかしたいと思っていました。

そこで本気になって、松井先生の「丹田強化若返り筋力トレーニング法」と「大人のミミテック能力開発セミナー」に参加しました。そこで、プレゼンを成功させるイメージトレーニングと、丹田発声のトレーニングについて学びました。

それからは、「大人の古典入門・CD付き」教材を使って毎日、10~30分、半年間やり続けました。すると徐々に、ハリと響きのあるしっかりした声に変わってきて、丹田から声が出るようになりました。プレゼンも自信をもって臨めるようになりました。

社長から「お前、いつの間に堂々としゃべれるようになったんだ！　人間が入れ替わったみたいに変身しちゃったな！　たいしたもんだ。その調子で今後も頑張ってくれ！」と誉められました。

おかげで給料もアップしました。いちばん喜んだのは妻です。以前は、「お父さん、毎日、毎日、馬鹿デカイ声を出してうるさいんだから」と家族は嫌がっていましたが、今は、息子と娘も丹田発声による音読で勉強をしています。

丹田呼吸のしかた

私（筆者）のセミナーにはじめて参加された方に聞くと、「すでに丹田呼吸をやっています」と答えられる方がときどきいます。ところが、ほとんどの人は腹式呼吸の域を出ていません。

腹式呼吸の基本は、息を吐くときは横隔膜を上げてお腹をへこませ、吸うときは横隔膜を下げてお腹を膨らませます。これで胸式呼吸よりは深く呼吸できますが、肺の中の空気を吐き切るところまではいきません。

丹田呼吸のトレーニングでは、丹田を意識しながら、まず下腹部と腰の筋肉を使って息を吐き切るようにします。ところが、そうした筋肉が弱い人は早めに息が切れて十分吐き切ることができません。その場合は丹田発声のトレーニングと合わせて、下腹部の筋肉はもちろん足腰の筋肉をつけることが必要です。

1章で紹介した丹田強化筋力トレーニングのセミナーでは、息をどれだけ長く吐き出せるかを競争します。ほとんどの参加者は30秒から1分間で息が切れてしまいますが、私は90秒から2分間吐き続けます。かなり長いので、みなさん驚かれます。

さらにセミナーでは、思い切り気合いを入れて大声で発声するトレーニングも行ないます。ほとんどの方は普段、大声を出していないため、それほど大きな声が出ません。私の声が部屋中に響くのを聞いて、ビックリされます。

私は学生時代から少林寺拳法、空手、剣道をやっていましたし、今も空手の基本動作はやっています。さらにスクワット、丹田強化斜め腹筋法なども毎日やっていますから、下腹部の筋肉、足腰の筋肉は鍛えられています。

丹田呼吸のトレーニングでは、息をしっかり吐き出すことを重視します。それによって下腹部の筋肉や腰の筋肉が鍛えられます。やり方は次のようにします。

立ったまま（立位）もしくは浅く椅子に座り（座位）、背筋をピーンと伸ばした姿勢で行ないます。両手の指先をへそ下10センチ、つまり恥骨のすぐ上に当て、肩の力を抜きます。

この状態で20秒間以上かけて、細い息を口からゆっくりと吐き出していきます。かすれた息音が出てきたら、その音に意識を集中します。おたふくのように口全体を膨らませたうえで、口先をすぼめて極細のストローで息を吐き出すイメージです。

こうすることで下腹部の筋肉と腰の筋肉が鍛えられ強化されます。吐くに従って、下腹部をへこませ、胸を張ったままで前傾姿勢になりながら、息を全部吐き出すようにします。ところが、全部吐き出したつもりでも、まだかなり肺の中には空気が残っています。ですから、残った空気を全部思い切り強く吐き出すようにするのがコツです。

次に8秒間ほどかけて鼻から息を吸い込みます。そのとき、指先を当てていた丹田周辺の下腹部が膨らむのを感じながら息を吸い込むようにします。

夜、就寝時にやることもできます。その場合は、仰向けに寝て両脚を立て膝状態にします。両手の指先を丹田周辺の下腹部に添えて、20秒間以上かけて口から息を吐き出します。次に、ゆっくりお尻を浮かせながら下腹部を引き上げます。最後に、強く吐いて息を全部吐き切ります。

次は、お尻を下ろしながら8秒かけて鼻から息を吸い、下腹部を膨らませます。背中がエビのように反り返り、敷き布団から浮くはずです。

このようなトレーニングを毎日やり続けると、下腹部の筋肉と腰の筋肉が強化されます。筋肉がついてきたら口で吐かなくても鼻で息を吐いてトレーニングできるようになります。

もちろん、これだけで丹田呼吸が日常化するわけではありません。丹田発声トレーニングを毎日続けて行なうことが必要です。起きているときも寝ているときも丹田呼吸になるところまで毎日続けてください。

次の章では、丹田発声・呼吸法を取り入れた丹田ボイストレーニング教室で成果を上げている歌手のＳａｔｏｍｉ（北川都巳）さんに登場していただきます。

3章　Satomi式丹田ボイストレーニング

教員から歌手の道へ

私は2013年からボーカリストとして活動していますが、音大などで声楽を専門的に学んだことがあるわけではありません。大学を卒業してからは岐阜県の公立小学校の教員として勤め、その後は中学校に勤務しました。担当教科は音楽ではなく、数学でした。

しばらく教員をしていましたが、母が病気になり看護退職しました。その後、生きがいを求めてさまざまな仕事に挑戦しましたが、自分が心からやりたい生涯の仕事が見つからず、行き詰まってしまいました。

そんな私にある大きな転機が訪れ、子どものころから憧れていた歌手になることが本当

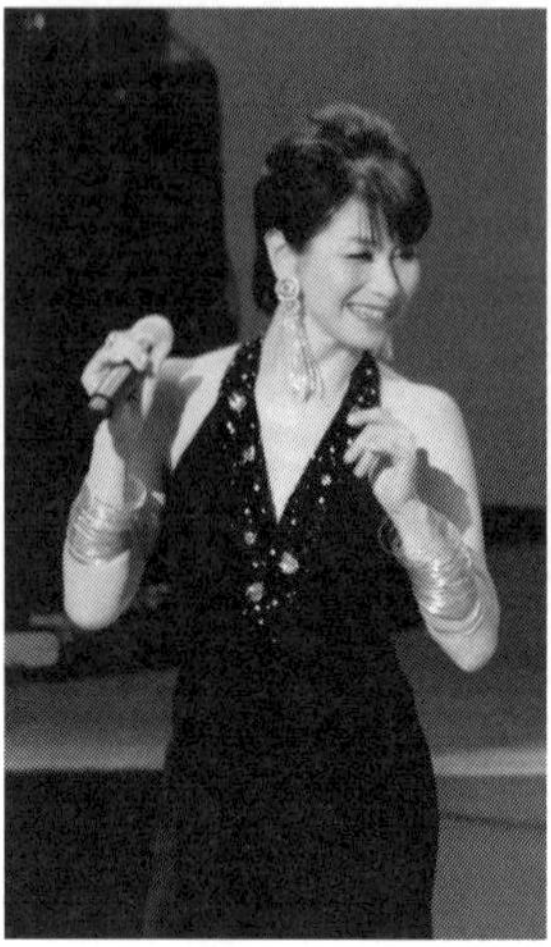
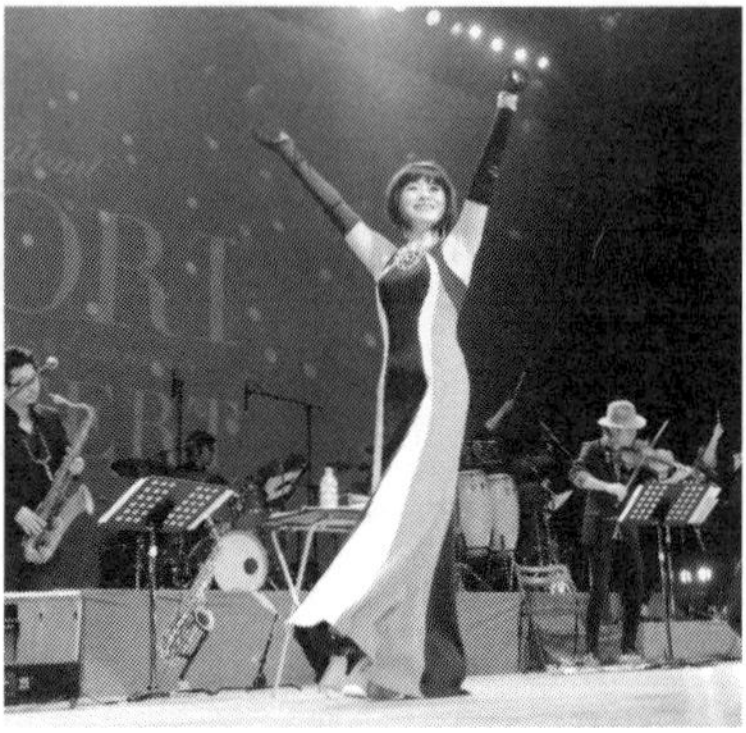

憧れていた歌手の道へ(ライブでの様子)

の夢であったことに気づいたのです。そこにたどり着くまでに、いく度も難局に見舞われましたが、その都度、私を励まし救ってくれたのが歌でした。

母の看病をしていたころ、朝の連続ドラマ小説の主題歌として流れていたのが松任谷由実さんの歌う『春よ、来い』です。毎日聴くたびに励まされ、母と一緒に口ずさんでいました。それだけで心に希望を持ち続けることができたのです。

これまでの人生には、かけがえのない人との別れがあり、あまりに辛くてどうしようもなく泣き暮らしたこともあります。そのとき私の悲しみを癒してくれたのは、小田和正さんの歌です。中学生のころからオフコースが大好きで、悲しいときに小田さんの曲を聴いていると涙が流れてきました。生のライブに行くと、小田さんの声の響きに感動して号泣しました。

私自身が歌の力で心が癒され、絶望感から復活できたように、いつか私の歌の力で世の中の人々を心から癒したいと思っていました。それが今だと決意し、遅ればせながらのスタートでしたが歌手として活動をはじめたのです。

歌手としてステージに立って見えた課題

歌が上手になってからライブをはじめようと考えていたのでは、いつまでもはじめられないと思い、次の月からライブをはじめました。集まったのは友人たちが中心でした。

ところが実際にステージに立って歌いはじめると、お客様を心から癒すライブをするためにはいくつもの課題があることがわかってきました。とくに歌唱力を上げるためには、まずその土台となる声づくりが必要だったのです。私の場合は、３つの大きな課題がありました。

①喉のトラブル

元々喉が弱く、小学校の教員時代も声が出なくなることがたびたびありました。なんと、教室にスピーカーを置き、ピンマイクをつけて教壇に立っていたほどです。そんな私が歌手活動をはじめてからは毎日歌の練習をすることになり、多い日は5時間ほど、少ない日でも1時間は歌っていました。やはり声が枯れてきました。

しかも乾燥する冬の季節に風邪を引いたり、春に体調を崩したりすると喉に炎症が起き、真っ赤に腫れて声が出なくなることも。1カ月ほど声を出せなくてドクターストップがかかったこともあります。とにかく、しょっちゅう喉のトラブルが続いていました。加湿器とかマスク、のど飴、うがいなどいろいろやってみたものの、追いつきません。

声枯れ、喉のトラブルの原因は、そもそも発声の仕方が間違っていることにありました。喉を締めて力を入れて喉声で歌っていたので、全ての負担が声帯に集中してしまっていたのです。

②声量不足

ステージで、すごく力を入れて、がんばって歌っているのに、声が細くて会場全体に届いていないないなと感じていました。しかもライブ当日、リハーサルで1時間ほど歌うと疲れてしまい、本番は最初からしんどくて声が出にくいのです。MC（トーク）をしていても声が枯れてきます。

声量が不足していることは明らかで、姿勢が悪い、呼吸が浅い、発声のための筋肉が弱いといったことが関係していました。そのほかにも、芯のある声質、声の伸び、音域、響き、表現力、滑舌などをもっと豊かにすることが必要でした。

③体力不足、スタミナ不足

ワンマンライブでは一人で全てをやることになります。宣伝、集客、衣装、演出、会場の設営など、ライブ当日までにやることはたくさんあります。こんなことで当日うまくいくだろうかと思うと、プレッシャーで押し潰されそうになり寝込むこともありました。

当日の受付などはお願いしていましたが、一度のステージで10から15曲ほど歌い、歌の途中にはMC（トーク）もあります。時間にすると約2時間ですが、相当のパワーを必要とします。ステージが終わったあとは、お客様のお見送りもします。

私は、元々疲れやすく体力もないため、ライブの途中でへたってきます。何とか頑張ってライブを終えるころには、もう立っていられないくらいでした。しかも、歌やMCで汗びっしょりになり、緊張すると食事が喉を通らなくなります。1回のライブで、いつも体重が2キロくらい減っていました。

ライブのあとは、熱を出したり、疲労困憊でぼーっとしたりして、元に戻るのに2、3日かかっていました。

3つの課題解消に取り組む

私の体力不足、スタミナ不足の原因は、姿勢が悪いこと、呼吸が浅いこと、ストレスに弱いことなどです。なんとかしたいと思い、ライブを続けながらいろいろなトレーニング教室に通い、発声法や呼吸法とともに、身体を整える努力もしました。

○発声法

最初は、ひたすら歌い続けるトレーニングばかりしていました。最高で1日7時間くらい歌い続けたこともあります。ところが、歌えば歌うほど喉がしんどくなり、疲れてきます。毎週ボーカルトレーニングにも通い、腹式発声で歌っているつもりでしたが、実際は胸式発声の域を出ていなくて喉声だけで歌っていたのです。だから、声が枯れたり、喉のトラブルが起こったり、ひどくなると声が出なくなっていることに気づきました。

そこで、喉だけでなく身体全体を使って歌うための本格的な腹式発声に取り組むことにしました。

○発声に伴う呼吸法

本格的な腹式発声で歌うためには、当然、深い呼吸が必要です。そこで、いくつもの腹式呼吸のトレーニング教室に通い、深い呼吸を身につけることにしました。その結果、腹式発声で歌うことができるようになっていきました。

○身体を整える

身体は声を出すための楽器です。いい演奏をするには楽器を整えておくことが大切なように、いい声を出すには身体を整えることがとても大切です。ところが私の身体は硬くてガチガチであり、身体の可動性と柔軟性が低かったのです。

じつは、そのために呼吸が浅くなり、本格的な腹式発声もできなくなっていました。しかも、呼吸が浅いと体内の酸素が不足するので、スタミナ不足になったり疲労感が強くなったりしやすいのです。そこで私は、身体を柔らかくするためのストレッチや姿勢を整えるトレーニング、さらに持久力、筋力を高めるトレーニングにも取り組みました。

ワンマンライブをくり返しながらトレーニングを続ける、しばらくそんな時期を過ごしましたが、自分なりの試行錯誤に限界を感じるようになりました。

そんなとき出会ったのが、有名なアスリートの身体のケアもしている治療家の先生でした。その先生から言われた言葉は衝撃的でした。私の体型や姿勢、身体の癖を見て、「これでよく歌っているなぁ。この身体では歌を歌うために向いてない」と言われました。

たしかに、このままの身体で歌い続けることはあまりにしんどいと感じていました。先生の指摘で、本当の原因がわかり、きっとここから道が開かれていくという予感がしました。私に必要な治療と指導を受けることにしました。

まずはっきりわかったのは、私の身体のウィークポイントです。上半身は猫背で巻き肩、ストレートネック。腹部は反り腰で骨盤前傾。下半身は内股でO脚。足の指が伸びない（身体を指で支えられない）。身体が全体的に硬く柔軟性がない（特に肩甲骨や骨盤が硬い）。

はじめのころは、身体がつらくなると先生の治療院に駆け込むといった感じでした。たいていは週に一度、ときには二度になることも。とくにライブの前日は必ず行き、治療を受けて身体を整えました。ライブ後は時間のあるときにメンテナンスに行きました。

治療の前と後で体の状態が違っていることは、歌う声でも確認できました。治療院に行くときに車の中で歌う声と、帰りの車の中で驚くほど歌う声が違っていたのです。身体を整えることが、声にどれだけ影響することかを身を以て実感しました。

ただ、何十年も続けてきた悪い姿勢の癖を修正するのは簡単ではなく、週に一度先生の治療院に通うだけでは難しいと感じました。先生から家でやるトレーニングも教えていただき、わからないことがあるとすぐに電話で聞いたり、歌っているときの写真や動画を見てもらったり、録音した音声を聴いてもらったりしてアドバイスを受けるようにしました。

丹田発声・呼吸法に出会う

その後、松井先生の丹田発声・呼吸法に出会い、「Ｓａｔｏｍｉ式丹田ボイストレーニング法」を確立しました。

私のボイストレーニング教室での発声練習は、歌を歌うための〝歌声〟だけでなく、話をするための〝話し声〟のための基礎づくりを大切にしています。さらに、声の出し方だけでなく、姿勢がよくなり、呼吸が深くなることで身体全体を健康にしていくことを目指しています。それが可能になったのは、松井先生が指導している丹田発声・呼吸法のトレーニングを知ったからです。

腹式呼吸が発声に良いこと、身体に良いことはよく知られています。ところが、いくら意識して腹式呼吸のトレーニングをしても、日常の呼吸はほとんど無意識下にあるため、そのときの呼吸は浅いままです。

そもそも日本人は、英語圏の人より呼吸が浅い傾向があります。これには日本語の発声が関係していると思います。

英語の発音は子音中心の発声で、全般に口から強く息を吐き出して発音します。そのとき腹部あたりに力を入れて息を強く吐き出すため、腹式呼吸になりやすいのです。ところが日本語の発音は、母音中心に発声するため、ゆるく息を出すだけでも発音できます。そのため浅い呼吸で喉だけの発声になりやすく、胸式呼吸で間に合ってしまうのです。

おまけに、ストレスが多い現代の日本人の身体はどうして硬くなりやすく、それによっても呼吸が浅くなってしまいます。

松井先生のお話では、昔の日本人（サムライ）には気合いを入れて大きな声を出す習慣がありました。それによって自然に深い呼吸が身についていたというのです。とくに伝統的な武術では、腰を入れて腰から気合いを発するようにして大きな声を出します。それが丹田発声となり、自然に丹田呼吸が身についたのです。

松井先生がセミナーで能の謡を実演したとき、私は仰天しました。セミナールーム全体が振動し、聞いている私の背骨もバイブレーションを起こしたのです。朝から夕方までの長時間のセミナーでも、ずっと立ちっぱなしで丹田発声で講義をしておられます。参加者全員が、先生はよく疲れないなあと感心していました。

疲れるどころか時間が経つほどますますパワフルになる松井先生の話を聞いていると、私たちも元気になります。

そんな松井先生のセミナーに参加して、「あっ、これが本物の丹田発声だ！」と嬉しくなりました。広いセミナールームで、決して大声を張り上げて話されているわけでもないのに、室内全体にハリのある声が響き渡ります。この丹田発声なら、喉に負担がかかることなく発声できるし、歌い続けることができると思いました。

松井先生の呼吸が深いこと、呼吸回数が少ないことにも驚かされました。「みなさん、息を長く吐き続ける競争をしましょう」と言われて、全員で長息競争をしました。そのとき松井先生は、口を大きく膨らませ口先をすぼめて小さな息音を立てながら、2分間近く息を吐き出し続けました。参加者は全員、途中でギブアップしていました。

丹田呼吸が身につくと、そのように長くゆっくりとした呼吸ができ、呼吸の回数もどんどん減少するというのです。そのためには、毎日、丹田発声のトレーニングを行なうだけでいい。次第に普段の会話時の発声が丹田発声になり、呼吸は自然に深くなるとおっしゃいました。

さらに私にとって初耳だったのは、丹田発声を身につけるには「丹田を中心にした基軸の筋力」を身につけることが必要であるという話でした。その後参加した丹田強化筋力トレーニングのセミナーでは、下腹筋を中心に足腰の筋肉と肩甲骨の筋肉をつけるとともに、関節を柔軟にすることが丹田発声の土台をつくるという話を聞きました。

丹田発声には肉体づくりが重要なのです。そのことは、松井先生ご自身が若々しいアスリートのような肉体をもっているのを見てもよくわかります。

声が変われば人生が変わる

まず私自身のトレーニングに丹田発声・呼吸法を取り入れて毎日行ないました。さらに、私が主催するボイストレーニング教室では腹式発声と腹式呼吸の指導を行なっていましたが、そこにも丹田発声・呼吸法を取り入れました。

私自身は毎日トレーニングを行なっていると、少しずつ呼吸が深くなってくるのがわかりました。全身に気のエネルギーが満ちてきて、体力的にも精神的にもパワーアップするのがわかりました。

それまではライブが終了すると、いつもヘトヘトに疲れ切ってダウンしていました。ところが、丹田発声と丹田呼吸が身についてくるにつれて、ライブがどんどんパワーアップし、終了後も元気でいられるようになったのです。お客様からは「歌声と姿にオーラがあり、以前にも増して輝いているよ！」「声に力強さとツヤが出てきた！」「ますます心に響いてきて感動で涙が出た！」などと言われることも多くなりました。

丹田発声・呼吸法を取り入れることで、さらに自分の課題をひとつひとつクリアでき、声の進化や身体の変化、心の変化を実感できるようになったのです。

声づくりをするということは、身体づくりをすることでもあり、心の在り方をしっかり固めることでもあります。まさしく「声が滞ると人生も滞ってくる。声が響けば人生も響く」のです。

声と人生は繋がっていて、声が変われば人生は変わる。これは歌手をしている私にだけ当てはまることではなく、誰にでも当てはまることです。ボイストレーニングを通して世の中のお役に立ちたいと思って「Ｓａｔｏｍｉ式丹田ボイストレーニング教室」を始めました。

簡単に、その流れを紹介します。

①ストレッチ

発声の土台である身体を整えるために、まず足元から上に向かって順番にストレッチしていきます。「足首↓膝↓アキレス腱↓ハムストリング↓骨盤↓脇↓肩甲骨↓首↓表情筋↓口輪筋↓舌」という順番です。

②姿勢

良い姿勢とは胸を張って反り腰にすることではありません。骨盤を立てて、お尻を締め、肩甲骨を寄せて顎を引きます。

③呼吸

胸を開き、肩甲骨を寄せて深い呼吸をします。ロングブレスと、瞬発力のあるブレスのトレーニングをします。

④発声

丹田発声トレーニングを行ないます。

⑤滑舌

母音の発声トレーニングを行ないます。

⑥表現力

声のメリハリやアクセントのトレーニングを行ないます。

「Ｓａｔｏｍｉ式丹田ボイストレーニング教室」では、「声からの若返りで心も身体も若返りましょう！」をテーマにしてトレーニングを行なっています。ここで、参加者の声をいくつか取り上げてみます。

お店を経営されている70代の女性は、年を取るにつれて声が出なくなったと気にしておられました。それで教室に通って来られたのですが、レッスンした日はお店で声がとてもよく通ったといいます。大きな声が無理なく出るし、声を出し続けていても喉が痛くならないし、声が枯れなくなったというのです。しかも、お店に出ていても以前ほど疲れなくなったそうです。ときどきあった誤嚥《ごえん》も起こらなくなったそうです。

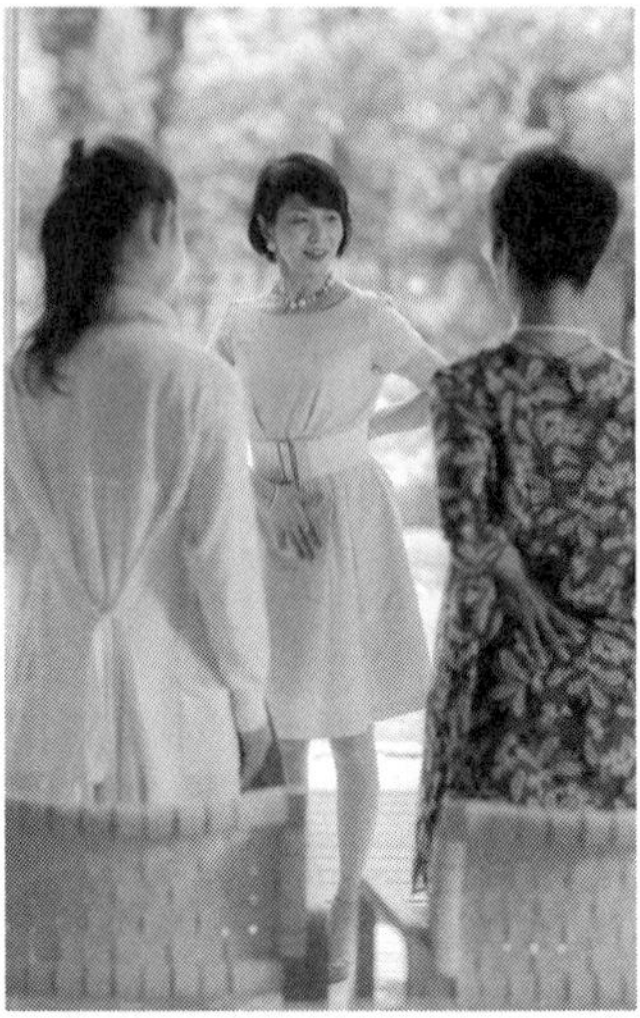

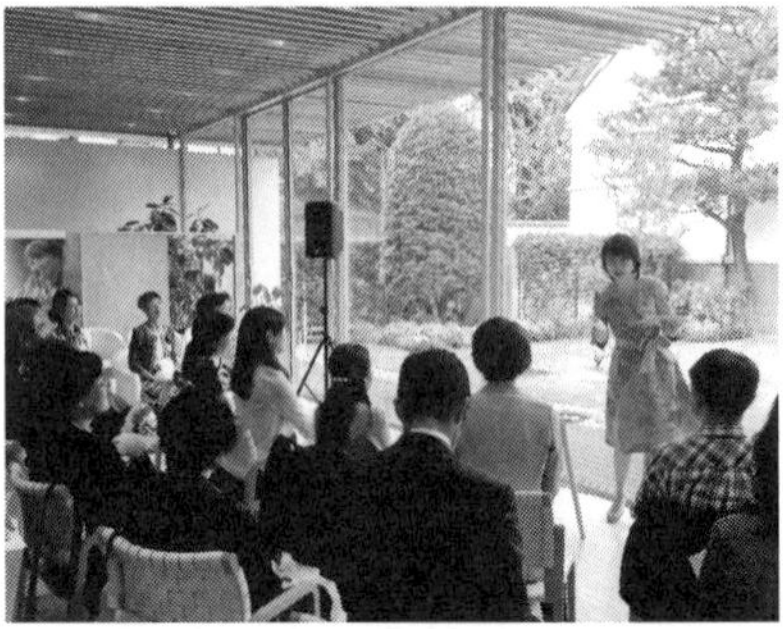

Satomi式丹田ボイストレーニング

現役で会社経営をしている90代の男性は、声が出なくなって病院に行きました。ところが、年齢が年齢だから仕方がないと言われ、どうにもならないと諦めて元気をなくしていました。

ところが教室で30分間トレーニングを行なっただけで、声が少し出るようになりました。その後も通って来られ、3回目のトレーニングを受けられたところで、ほぼ普通に声が出るようになりました。そのうち歌を歌えるまでになり、オペラ歌手並の素晴らしい声を響かせて楽しそうに歌われます。
会社の経営者という立場もあって人前で話すことが多かったのですが、元気な声が出るようになってとても喜ばれました。もともとは気合いの入った声を出していたため、月1回のトレーニングを続けただけで思ったより早く丹田発声になりました。

🎤20代の男性が母親と一緒にボイストレーニングを受けに来られました。家でゲームばかりやっていて、人と話すことが少ないといいます。発声してもらいますと、姿勢が悪くて身体はがちがちなため、声があまり出ません。
まずストレッチで身体を緩めてから、丹田発声・呼吸法のトレーニングを始めました。続けているうちに声がよく出るようになり、気持ちも前向きに変わっていきました。

🎤食道ガンで食道を切除した70代の女性は、声がかすれ、しかも途切れ途切れになっていました。そこで、姿勢を整え、丹田発声・呼吸法のトレーニングを行なうと少し声が出るようになり、さらにトレーニングを続けました。今では、大きな声で歌を歌えるまでになっています。日常の会話は普通の人より声量があるくらいです。

元気になったので海外旅行に行きたいけれど、長旅はやはり身体のことが不安だと言われます。そこで、旅行中、時間の合間にカメの呼吸（丹田呼吸）を3分間やってくださいとすすめました。この呼吸は、20秒で吐き切り、8秒で吸って2秒止めます。そうすると30秒で1呼吸になりますから、1分間では2呼吸です。これを3分間やります。しんどくなるたびに何度もやってみたそうです。

旅行から帰って来られた後、様子を伺ってみると、一緒に旅行した同年代の人たちが疲れてぐったりしているのに、自分はとても元気で過ごせたと笑顔で嬉しそうに話されたのです。今は、お遍路さんにチャレンジしています。

50代の女性でヨガの先生をしている方が、ボイストレーニングを受けに来られました。ヨガでは呼吸を重視しますが、ヨガの指導をしているうちに自分の声が枯れてくるというのです。

ヨガの呼吸法を行なっているときは腹式呼吸を意識しているけれど、それ以外の無意識に呼吸しているときは浅くなっていました。それでも、この方は腹式呼吸のトレーニングはやっていたので、丹田発声はすぐに習得できました。自然に丹田呼吸が身についたので、ヨガのレッスン中に声が枯れることもなくなりました。歌を歌うときも声がよく出ると言って、たいへん喜ばれています。

60代の女性ですが、夜になると咳が出て困っていました。ところが、丹田発声・呼吸法のトレーニングを続けていると、普段の呼吸が丹田呼吸になり、咳が出なくなりました。

私（Ｓａｔｏｍｉ）の教室では、自分の発声や呼吸の状態を確認するために文章を読み上げてもらいます。ほんとうは歌を歌うともっとわかります。この女性はトレーニング後、声がとてもよく出るので驚かれていました。以前よりも、おしゃべりをする機会も多くなったそうです。

20代の新人保母さんです。大きな声で話す機会が多い仕事ですが、職場の先輩の先生たちの声は「おじさん化」し、彼女の声は「おじさん化」まではしていませんでしたが、よく、かすれることがあるといいます。このままでは自分の声も「おじさん化」するのではないかと心配になり、丹田ボイストレーニングを受けに来られたのです。

私は、ある学校の先生たちの研修で丹田ボイストレーニングの指導をしたことがあります。話し声を聴いていますと、みなさんの声がやけに低いことに気づきました。こんな声で話しかけられたら、子どもたちは怖いだろうなと思いました。

先生たちは日ごろのストレスで体が硬くなり、呼吸が浅くなり、喉だけの発声になっていたのです。

普段、自分の声を客観的に聞くことは少ないでしょうが、丹田ボイストレーニングでは自分の声を録音して聞いてもらいます。それから、自分の声を聴いて心地よく感じるところまでトレーニングをします。

この保母さんの声は30分間、丹田ボイストレーニングを受けただけで、すごく変わりました。丹田発声になると、声のトーンが上がり、明るい印象になりますが、若返った自分の声を聴いて、涙を流して喜ばれました。

お子さんがいる40代の女性です。電話で話していると、何を言っているのかよくわからないと言われることがたびたびあるそうです。それで自分の話し声にコンプレックスを感じていました。歌を歌うときは、歌うほど苦しくなるという話もしてくれました。

1時間半のボイストレーニングで、ストレッチから丹田発声、そして歌のトレーニングまで一通りやってもらいました。すると、呼吸が楽になり、歌っても苦しくならず楽しく歌うことができました。

声のコンプレックスが無くなり、電話で話していても、よく聞こえないと言われることはなくなったそうです。


🎤60代の女性で個人レッスン（1時間）とグループレッスン（1時間半）の両方に毎月参加されている方です。

声がよく通るようになり、お仕事中、カウンターの中から離れた場所にいるお客様とも会話ができるようになりました。

さらに、ウエストが引き締まり、腰痛がなくなり、体重が減りました。ご本人は「声が良くなって歌えることも嬉しいけど、健康になれることがすごく嬉しい」と喜ばれています。


🎤営業の仕事をしている40代の男性です。

営業では、初めてのお客様との出会いはインターフォンで話しかけるところから始まります。それまではほとんど反応がなかったけれど、ボイストレーニングを続けるとドアを開けてくださるお客様が増えてきたそうです。声の第一印象が変わったからでしょう。

売り上げが上がり、地域でトップの成績を上げています。周囲から声を誉められることも多くなり、会社のミーティングなどで司会役を任されることが多くなったというのです。

もともと笑顔が素適な方ですが、声の印象が良くなることで、さらに笑顔が光って見えます。

🎤カラオケが大好きで、さまざまの歌謡大会にも出場されている70代の男性です。

大会で敢闘賞などはよく取っていましたが、どうしても優勝まで届かないというのです。何としても優勝したいと、「勝」という一文字を揚げて熱心に丹田ボイストレーニングに通って来られました。

その結果、芯があり、よく声が響いて、歌詞がしっかり伝わるようになりました。そして、ついに念願の優勝のトロフィーと賞状を獲得しました。

🎤歌が大好きで、いつもカラオケ喫茶で歌っている70代の女性です。

新しい曲に次々チャレンジしていますが、とにかく「もっと上手に歌いたい」と、毎週1回、1時間のレッスンに欠かさず来られます。今では、カラオケ喫茶のママさんやお客様から「歌い方が変わったね！」「上手になったね〜」と誉められ、「今度はこの歌を歌ってほしい」とリクエストされることもあると喜んでいます。

自宅でもストレッチなどのトレーニングを行なっています。腰がくびれてスマートになり、「若返ったね！」と言われるそうです。

毎週1回、1時間の丹田ボイストレーニングのレッスンを受けに来ている70代の女性です。

歌が好きでずっと歌ってきた方ですが、丹田ボイストレーニングで声がとてもよく出るようになっています。ますます歌うことが多くなったそうです。

ある日、昔の友達と久しぶりに電話でお話をしたとき、「あなた！　若かりしころの声に戻っているわよ！」と言われてビックリ。でも、それが一番嬉しかったと話してくれました。

ほかにもたくさんの感動的な声がありますが、丹田ボイストレーニング教室では、「声からの若返りで心も身体も若返りましょう」をテーマにレッスン指導を行なっています。

「食の改善」で肌のトラブルが解消し若々しくなる

「疲れやすくて、すぐ体力が持たなくなる」私の子どものころからの体質は、ライブ活動をやるようになってからも課題でした。ところが、松井先生は1日1食未満でも若々しく、健康で疲れ知らず、なのです。年中1日も休まず仕事をこなしています。その秘訣は丹田呼吸を身につけていることだけでなく、食事法にあります。

私も早速、食の改善に取り組みました。松井先生のアドバイスで、疲れやすく、体力が持続しないのは、腎臓と肝臓の機能低下、腸内腐敗も関係していることがわかり、次のような食の改善を行ないました。

①白米や精製炭水化物（白パン、うどんなど）を止め、玄米や全粒粉の炭水化物に切り替え、食べる量も減らしました。

②差し入れなどのケーキ、和菓子、洋菓子などの砂糖食品を思い切って減らしました。それまでは、大好きで結構食べていました。
③オメガ3脂肪酸（主にエゴマオイル、亜麻仁油、青魚、アーモンドやクルミなどのナッツ類、ゴマなどに含まれる）やオメガ9脂肪酸（主にオリーブオイル、アボカドなどに含まれる）の摂取を増やしました。もちろん、サラダ油やトランス脂肪酸は止めました。
その他に、手作り酵素を大量に作り、毎食後に飲み、ときには食事替りとして飲むようにしました。

その結果、半年後には長年高かったγ-GPT（肝臓の解毒作用に関係している酵素）の数値が下がり、体が軽くなりました。
ステージに立つので、ときどき発症する赤疹、かゆみ、肌荒れなどのトラブルに悩まされていました。松井先生のアドバイスで食の改善を徹底し、さらに、〝手作り酵素〟を毎日飲むとともに、肌のパックにも使っていると、徐々に赤疹、かゆみ、肌荒れが減っていきました。また、肌のキメが細やかになり、肌が白くなっていきました。周囲から「若返ったね！」「きれいになったね！」と言ってもらえることも増えました。

4章　丹田発声3D音フィードバック方式で潜在能力開発

ミミテックサウンド3D音は脳の深層部に響く

口から発する声は、正面の空気振動がいちばん大きく、横や後方の空気振動は小さいため、横や後方には声が十分に伝わっていきません。しかも、その一部しか自分の耳には届いていません。

私たちが話をしているとき、自分の声だと思って聞いている声の90％前後は中耳から入る体内振動音なのです。外耳を通して空気振動で入ってくる自分の声は10％ほどです。つまり、さも自分の声のように認識している声のほとんどは体内振動音であり、耳から入る声ではありません。その証拠に録音した自分の声を聞いたとき、まるで別人の声のように感じてしまうものです。

普通は、口から出す声は人には聞こえていても、自分ではほとんど聞いていません。ところが脳は自分の声が大好きなので、脳のもっとも奥深くへ入り、潜在意識にまで届くのは自分の声です。ですから、能力開発のためには自分の声を使うことがもっとも効率がよく、効果的なのです。

せっかくの自分の声を外に捨ててしまうのはあまりにも損。100パーセント自分の耳から脳に戻す。それがフィードバック方式の考え方です。

マイクロフォンを使って自分の声を集音すると、マイクロフォンの種類によって脳の反応が違ってきます。そこで、モノラルマイクロフォンとステレオマイクロフォンでモノラル音とステレオ音（二次元音）、3D音マイクロフォンで3D音（三次元立体音）を集音し、それぞれについて脳の記憶力データを取ってみることにしました。

まずモノラルマイクを使って音読した場合と、マイクロフォンなしで音読した場合とで記憶力データを見ると、ほとんど差はありませんでした。次にステレオマイクを使うと、少し記憶力アップが認められました。最後に3D音マイクロフォンを使ったところ、驚くほど記憶力がアップしていたのです。

じつは、このときの3D音はミミテッククサウンド（耳の形を使った人工耳介音）という3D音です。

私の体験では、モノラルマイクロフォンを使ったときの音は頭の中でボワーンと聞こえました。ステレオマイクロフォンを使ったときの音は左右の耳の側や頭全体に響いてくるようでした。ところがミミテッククサウンド3D音は、脳の深層部の松果体を中心とした間脳や小脳にダイレクトに響いてきます。

ミミテック学習器を用いて音読しながらミミテッククサウンド3D音を聞くと、他よりもはるかに記憶力がアップすること、右脳のイメージ力がアップすること、脳の深層部を使うようになることは、脳科学者である信州大学の寺沢宏次医学博士、脳科学者である諏訪東京理科大学の篠原菊紀教授との共同研究でも検証されています。

詳細は、拙著『10倍速く覚えられる新・音読学習法』（コスモ21刊）で紹介しています。

左脳的機能と右脳的機能に働きかけて長期記憶、潜在能力を開発

脳科学では、人間は意識脳を使ってわずか数%の能力しか使っていないこと、大部分の

能力は無意識脳に潜んだままになっていることがわかってきました。

脳の働きは、言語で論理思考を行なう左脳的機能の回路（意識脳）と、イメージや感性で働く右脳的機能の回路（無意識脳）に分かれます。左脳的機能は、意識しながら論理的な言語思考を行ない、言語で表現する働きです。右脳的機能は感じたことやイメージしたことをそのまま無意識のうちに思考処理しています。

さらに右脳的機能は、奥の深層脳に潜むイメージ力、高速処理力、創造力、芸術力、直感力、インスピレーション能力、テレパシー能力、予知能力といった潜在能力にもつながっています。左脳的機能は、こうした潜在能力とはダイレクトにはつながっていません。つまり、眠っている90数%の潜在能力は、右脳的機能の側にあるのです。

ところが残念ながら、現代の学校教育の大部分は左脳的機能を育てることに偏っているため、そうした教育を受けても能力のわずか数%しか発揮できません。

しかも左脳的機能は、あくまで物事を言語と論理で分析し表現する働きであって、創造力を発揮することはできません。創造力が乏しいままでは、人に対する思いやりやさしさ、愛情などは育ちません。指示待ちのロボット化されたマニュアル人間は育っても、豊かな創造力や情操、芸術性を育むことは難しいでしょう。

これまでの教育は、黙読（目読）学習、黙って活字を目で追う学習が中心です。これでは左脳的機能に偏ってしまいます。一方、音読は左脳的機能と右脳的機能に同時に働きかけます。とくに丹田音読は、イメージ力を強く刺激し、右脳的機能に働きかけて潜在脳力を開発します。

記憶には短期記憶、長期記憶、超記憶の三種類があります。黙読学習をすると、短期記憶としては残りますが忘れるのは早いのです。それで、少しでも記憶に残そうと何度も何度もくりかえし黙読しますが、努力の割には覚えられないためストレスになります。

脳の海馬には、記憶を短期間残すのか長期間残すのかを選択する働きがあります。この働きには海馬につながっている扁桃体も関係しています。扁桃体は快、不快を司っていて、五感で快を感じた情報は海馬を通じてより長期記憶として残そうとします。

大好きな趣味や遊び、大好きな先生の教科などで得た情報が長期記憶として残るのも、快を強く感じながら情報に接しているためです。母親の読み聞かせが学習効果を発揮するのも同じです。

じつは、脳にとってもっとも心地良い声は自分の声です。次が胎児期から聞き続けていた母親の声なのです。ですから、効果的に学習するには自分の声で音読し、それを耳から脳に届けるといいのです。とくに丹田発声で音読した声を耳から脳に届ける3D音フィードバック方式は、長期記憶として残すためにもきわめて優れています。深い記憶力（超記憶力）が作動し、深層脳に潜む潜在脳力を引き出すこともできます。

3D音フィードバック方式による奇跡の能力開発

3D音フィードバック方式を利用して、丹田音読した自分の声を耳から脳の深層部に届けるために、平成9年暮れに開発したのが、ミミテック（登録商標）音読学習器（＝ミミテック学習器）です。そして、これを活用した学習法として開発したのが「ミミテック音読学習法」です。

この音読学習器は、幼児の耳の研究から生まれました。一般的な音読学習器は、集音した音をさらに大きくして聞く集音器です。ミミテック音読学習器が違うところは、3D音マイクロフォンが組み込まれ、心臓部（左右の集音部）に幼児の耳介と同じ形のシリコン製の耳を内蔵していることです。それによって、圧倒的に右脳が優位な幼児の耳で聞いた自分の声が、脳の深層部に響くようになっています。

私たちは、脳がもっとも急速に成長する幼児のころ、その幼い耳で人の声や外部の音を脳の奥深くにまでしみ渡るようにして聞き取っています。ミミテック音読学習器を通して聞こえる音（ミミテックサウンド）は、そのとき聞いた音質と同じなので、とても聞き取りやすいのです。恋人が耳元で愛をささやくときのように、脳にしみ込んできます。

ですから、このミミテックサウンドは、両耳の側や頭の浅い部分で漠然と聞こえるモノラル音やステレオ音とは根本的に異なります。脳の最深部にある間脳や小脳にダイレクトに共鳴振動して響きます。頭のど真ん中に届くので、イメージが何倍にも増幅します。それが長期記憶につながっていきます。

幼児期は「記憶の天才期」ですが、ミミテック音読学習器は幼児期の記憶能力を再現した世界初の学習器でもあるのです。これを用いて丹田音読する学習法が「ミミテック音読学習法」です。

この音読学習器を口元数センチの距離に近づけ音読すると、自分の声が１００％音読学習器に入ります。同時に、両耳に付けたヘッドホンから自分の声が聞こえてきて、脳の深層部にダイレクトに届きます。

この音読学習器を使って国語、社会、理科などの音読学習や、英語など外国語のリスニングとスピーキングなどを行ないます。このとき、音読している自分は先生役で、音読学習器を通してフィードバックされる自分の声を聞いている自分は生徒役です。つまり、一人二役で学ぶ方式です。

教えられるより、教えるほうがはるかに深い学びになるといわれますが、この学習法は両方を同時に体験できるのです。先生役の自分が大きな声で気持ちを込めて音読すると、生徒役の自分は気持ちよく、印象深く聞くことができ、記憶に深く残ります。それが長期記憶をもたらしてくれますし、潜在能力も引き出してくれます。

これはセミナーで説明していることで、読者のみなさんがどう受け止めるかはお任せしますが、ミミテック音読学習器には強力な宇宙エネルギーが充塡されています。私が、量子力学を基に開発した宇宙エネルギー発生装置があり、そのエネルギー炉で数週間かけて宇宙エネルギーを充塡しています。丹田発声によって取り込まれた地球の生命エネルギー、宇宙からの宇宙エネルギー、言霊エネルギーがこの学習器を通過する際、さらに増幅して、間脳の松果体や小脳にダイレクトに入っていきます。

そのエネルギーは、経絡を通して全身の細胞や血液、リンパ液に届きます。それが、潜在能力の開発や心身のパワーアップを図るようになっています。

ミミテック音読学習器にはこんな活用法も

1

ミミテック音読学習器を口元10センチ前後に近づけ、ヘッドホンから自分の声を聞きながら丹田発声で音読したり、歌ったりします。自分の声がヘッドホンからダイレクトに脳の中心に超リアルに響いてきます。普段は体内振動音として聞いている自分の声とは、ずいぶん異質な声に聞こえますが、それが周囲の人が聞いている本当の自分の声です。

音読したり歌ったりしている自分の声を客観的に聞くことができるため、その場で自分の声を矯正しながらトレーニングできます。その分、発声や歌の上達が早くなります。すでに、歌唱練習、詩吟などの練習、朗読レッスン、ボイストレーニング、カラオケレッスンなどで利用されています。

たとえばレッスンの場合は、まずミミテック音読学習器とポータブルＣＤプレーヤーを分岐コードで連結します。次に、歌手の歌声が入ったＣＤをＣＤプレーヤーに装塡し、スイッチをオンにします。

聞こえる歌手の歌声に合わせて歌います。そのとき、学習器を口に近づけると、自分の歌声と歌手の歌声が重なって聞こえるので、歌手の歌声に合わせながらレッスンできます。歌えるようになったらカラオケＣＤにチェンジして歌ってください。

この方法なら、歌を10倍ほど早く覚えることができますし、上達も早くなるので、カラオケが得意になります。

2

丹田発声・呼吸法のトレーニングを行なうとき、ミミテック音読学習器を使って行なうこともできます。このときは、学習器を口元から１メートル前後離して発声します。近すぎると、ヘッドホンから聞こえる自分の声が大きくて脳の奥に響きすぎるためです。１メートル前後離して発声することで、丹田発声トレーニングの効率をより高めることができます。

パート II

医者要らずで若々しい身体をつくる

——奇跡の「丹田活用健康法」丸わかりガイド

1章　丹田呼吸でストレスを根本から解消

「風邪は万病の元」といわれます。多くの方が、発熱や咳、痰、だるさ、痛みなどの症状そのものが「風邪」という病気だと勘違いされています。しかし正しくは、風邪症状は病気ではありません。

風邪ウイルスが体内に侵入した際、免疫力が低いと体内でウイルスが増殖し、風邪を引きます。しかし、人間は自然治癒力を持っています。発熱もその一つで、高熱に弱い風邪ウイルスを殺すために生じる生体反応なのです。一方、風邪ウイルスを殺すリンパ球は39℃から40℃の高熱で活性化します。

同じく「咳《せき》」は、風邪ウイルスを体外へ排出する代謝活動です。「痰《たん》」は、リンパ球が風邪ウイルスを殺した死骸の固まりです。ところが、病院は、風邪患者に解熱剤や抗生物質、咳止め（抗ヒスタミン剤）、痰切り（去痰剤）、痛み止めの鎮痛剤（消炎鎮痛剤）などを処方します。これらは風邪を治すどころか自然治癒力の現われである代謝活動を阻害しているのです。風邪を治すのではなく、風邪症状を一時的に抑え込んでいるだけなのです。風邪ウイルスを殺さず風邪を長引かせる真逆な治療になっているのです。

そもそも、免疫力が高い人は風邪を引くことはありません。風邪ウイルスが原因でなくても風邪症状になるケースがあるのは、働きすぎによる過労や睡眠不足が蓄積されたときです。「このままでは身体が壊れるぞ！　おとなしく静かに寝て、体力を回復しなさい！」と人体のサバイバル機能が教えているのです。発熱や倦怠感や痛みは、休養しなさいという身体の声なのです。

もし風邪症状が出なければ、人間は死んでしまいます。風邪症状は人体にとってありがたいことであり、「風邪は万病の元」ではないのです。むしろ、風邪症状は万病を防ぐ代謝活動なのです。ですから、風邪薬を服用せず、身体を温め、水分を多く摂り、消化の良い軽い食事を摂りながら安静（身体を休める）にすることです。それによって代謝活動を高めたほうが早く自然治癒します。インフルエンザも同じことです。

じつは「ストレスこそ本当の万病の元」なのです。もちろん、適度なストレスは必要です。身も心も引き締まり、自律神経のバランスが整えられ、活力や心身の健康の元となります。問題が起こるのは、過度なストレスが長く持続するときです。

ストレスには、精神的ストレスと身体的ストレスの二種類あります。どちらも過度な状態が連続すると自律神経のバランスが狂い、免疫力が低下し、病気にかかりやすくなります。そのうえ、呼吸が浅く弱くなるため、血中の酸素濃度が低下し、全身の細胞へ十分に酸素が供給されなくなります。その結果、細胞内で酸素呼吸をすることでエネルギー生産を行なっている器官ミトコンドリアの代謝活動が低下し、全身の細胞の疲弊、老化、死滅が進行します。

ストレスの原因

現代は子どもから大人まで、さまざまなストレスを抱えやすい社会です。何といっても最大のストレスは、人間関係や仕事上から生じる心の悩みや心配事、不安などの精神的ストレスです。それ以外に、子どもたちの学校や進学塾での左脳偏重学習や、左脳型社会での左脳の使いすぎによる脳疲労、深夜学習や残業・不規則労働時間による睡眠不足と疲労の蓄積、生活習慣の乱れや夜型生活なども精神的ストレスをもたらしています。

一方で、無意識無自覚に蓄積され続ける身体的ストレスがあります。勤勉な日本人にもっとも多く見られる身体的ストレスは働きすぎ、頑張りすぎによる慢性疲労です。また、いつまでも若いと思い込んで頑張りすぎたり、激しい（ハードな）運動やスポーツをやりすぎたり、成長期が終了しても若いときと同様の食事内容のままだったり、食べすぎたりすることでも身体的ストレスは蓄積し続けます。

そのなかで多くの人々が気づいていないもっとも恐ろしい身体的ストレスの原因は、人体毒そのものである各種化学物質が体内に蓄積し人体にダメージを与えていることです。

タバコの煙や排気ガス、ＰＭ２・５などの大気汚染物質が空気中から体内へ侵入してきます。揮発性化学物質であるホルムアルデヒドや、食物から体内へ蓄積され続ける農薬、食品合成添加物、悪い油（トランス脂肪酸など）、重金属（水銀、アルミニウム、鉛、ニッケルなど）といった化学物質も侵入してきます。

その他に、ダイオキシンをはじめとする環境汚染物質や家庭での使用が広がっている殺菌剤や消臭剤、抗菌グッズ、各種洗剤に含まれる合成界面活性剤などの化学物質も侵入してきます。日本人が世界一多く服用する医薬品の毒性による副作用は深刻です。

体内に侵入した化学物質は簡単には体外排出されず蓄積されます。これが最大の身体的ストレスをもたらします。神経細胞や肝臓、腎臓にダメージを与えたり、DNAを傷つけてガン細胞化させたりと、さまざまな病気を発症させます。

化学物質の他に、人体細胞のDNAを直接破壊する目に見えない有害電磁波や強い人工放射線、感染症などの原因となるウイルスや病原菌、アレルギーの素因子となるダニの死骸やフン、カビなども身体的ストレスの原因になります。

このような身体的ストレスの原因の多くは、戦後になって突然、出現しはじめ、今もその数と量は増え続けています。しかも、そこに精神的ストレスも重なって、その影響はますます複雑化しています。

過剰なストレスがもたらす3大障害

ストレスが過剰になることで心身にもたらされる障害として、とくに顕著なのは次の3つです。

①呼吸が浅くなり酸素不足

心配事、不安、悲しみ、怒り、心の悩み、我慢などの精神的ストレスが長期間続くと、姿勢がいつもうつむき加減になるため、呼吸が浅くて弱々しくなります。そのために全身細胞への酸素供給が不足してきます。

もっと顕著なのは、細胞内で酸素を使ってエネルギー（ATP）を生産しているミトコンドリアの働きが悪くなることです。その結果、細胞の活動が衰えて生命力が低下してしまいます。

②交感神経の緊張が続き自律神経バランスが崩壊

自律神経には、交感神経と副交感神経があります。交感神経は、体を緊張状態にします。一方、副交感神経は体の緊張をゆるめます。この2つの自律神経のバランスがとれていると、身体のさまざまな機能はスムーズに作用します。

たとえば、血管を取り巻いている筋肉の収縮と拡張が交感神経と副交感神経によってバランスよく機能することで、血流はスムーズになります。ところが、ストレスで交感神経の働きが強くなりすぎると、血管が収縮して弛緩しにくくなるため、血圧が上昇します。しかも、その状態が続くと血流障害が起きるため、身体のあちこちで不具合が生じてきます。しその他にも、交感神経の緊張状態が続くと、アドレナリンが過剰に分泌されて白血球の顆粒球が増加し、活性酸素を大量発生させてしまいます。その活性酸素が細胞を老化（酸化）させたり、細胞核内のDNAを傷つけてガン化させたりします。

副交感神経の活動は低下したままなので、ガン細胞やウイルスをやっつけるリンパ球が減少して免疫力は低下します。毎日2000個から1万個発生するガン細胞を抑え込む力も弱くなってしまうのです。

③膵臓からのインスリン分泌が低下し、高血糖になる

ストレスにより交感神経優位の状態が続くと血流が悪くなると述べましたが、とくに膵臓の血流が悪くなると、インスリンの分泌が低下します。インスリンは血液中にブドウ糖の量を一定に保つ働きをしますが、それが低下してしまうと血液中にブドウ糖が増加してしまい、高血糖になります。

その状態が続くのが糖尿病ですが、危険なのはそれだけではありません。細胞の先祖返りであるガン細胞の発生や進行を早めてしまいます。詳細は次の章（2章）で述べます。

丹田呼吸が身につくとストレスが根本から解消する

ストレス因子があふれている現代社会に生きているかぎり、私たちの心身は常にストレ

スを溜め込みやすい状態に置かれています。一時的なストレス解消では、とても間に合いません。日常的にストレスを解消する方法でないと、ストレスはどんどん溜まっていく一方です。

その対策として、いちばんいいのは24時間休まず行なっている呼吸を利用することです。といっても、どんな呼吸でもいいわけではありません。ストレスを根本から解消する丹田呼吸がいいのです。

ヒトの呼吸の型を大まかに分類すると、胸式呼吸と腹式呼吸と丹田呼吸の3種類になります。肺には自らを動かす筋肉がありません。そのため、呼吸は胸部と腹部を仕切っている横隔膜と、胸の周辺にある筋肉が連携して肺を動かすことで行なわれます。

横隔膜はドーム状の薄い筋肉でできた膜で、収縮すると押し下げられて胸部が広がります。その結果、肺が膨らんで空気が流れ込みます。反対に横隔膜が緩んで上に押し上げられ元のドーム状に戻ると、胸部が狭くなり肺から息が吐き出されます。

これが呼吸の基本的な仕組みですが、呼吸をするとき身体のどこを使って行なうかで、胸式呼吸と腹式呼吸と丹田式呼吸に分かれます。

①胸式呼吸

これは、主に胸や肩や首などの筋肉を使って行なう呼吸ですが、呼吸は浅く、呼吸回数も多くなる傾向があります。呼吸の調整が難しく、大きな声を出そうとすると喉に負担がかかります。また、心配事とか悩みや悲しみなどのストレスがあると、胸や肩、首などの筋肉が緊張するため、ますます呼吸が浅くなり速くなってしまいます。

胸式呼吸は平均して肺の20％未満しか使っていません。そのため、空気の出し入れが少なく、全身の細胞に送る酸素量が減ってしまいやすいのです。酸素が不足すると、細胞内のミトコンドリアの働きが低下し、生命力が弱くなることは先に述べたとおりです。

しかも、胸式呼吸では肺の中の息を十分に吐き切れないため、二酸化炭素が肺の奥にそのまま溜まった状態になります。

②腹式呼吸

息を吐くとき横隔膜を緩めると元のドーム状に戻りますが、このとき腹部の筋肉を収縮させると、横隔膜がもっと上に押し上げられて肺に残った息をさらに吐き出すことができます。

その分、肺にもっとたくさんの空気が入ってきます。胸式の2倍前後入るようになるといわれます。

丹田呼吸がもたらす直接的な作用

①全身の臓器・器官に必要で十分な酸素を供給する

②気のエネルギー（宇宙エネルギー）を供給する

③副交感神経を刺激して身体をリラックスさせることで自律神経を安定させ、免疫力をアップさせる

④呼吸回数が減り、長寿になる

⑤基礎体温が高まる

⑥悪玉活性酸素の大量発生を抑える

これが腹式呼吸ですが、胸式呼吸より呼吸が深くなり、呼吸回数は少なくなります。呼吸を調整しやすく、喉に負担をかけないで大きな声を出すことができますから、アナウンサーや歌手などはこの腹式呼吸による発声を心がけます。

③丹田呼吸

丹田は、昔から「ヘソ下三寸」のところにあると考えられてきました。メートル法でいえばヘソから約10センチ下で、恥骨のすぐ上あたり（下腹部）です。丹田という器官があるわけではありませんが、ここが人間の身体の中心であると考えられてきました。

丹田呼吸は、この丹田周辺の筋肉を使って行なう呼吸です。

感覚としては、腰全体を使って呼吸をする感じで、横隔膜は10センチ以上も上下します。その分、肺の動きが大きくなり、胸式呼吸と比べると4倍から5倍の空気を肺に入れたり出したりできます。

肺に溜まった空気は、腹式呼吸でもある程度吐き出すことはできますが、丹田呼吸ならば肺の中の空気を全部吐き出すことができ、自然に新鮮な空気が肺の隅々まで入ってきます。ですから、腹式呼吸よりもさらに呼吸が深く、呼吸回数は少なくなります。

この丹田呼吸によって私たちの心身に起こる変化は、すでにプロローグで述べたとおりですが、とくにストレスを根本から解消する働きは、ストレス要因があふれる現代社会を生き抜くために欠かせません。

2章　丹田呼吸が生活習慣病の予防・改善の道を開く

ガンが発症するメカニズム

日本は、国民の5割がガンを発症する世界一のガン大国になってしまいましたが、最大の原因は食生活の欧米化にあると指摘されています。ところが、同じ食生活をしていても、ガンになる人とガンにならない人がいます。なぜでしょうか。

私は長年、実践的な脳科学を提唱し、同時に若返りのための食生活法や予防医学を自ら実践しながら指導を行なってきました。前の章で「ストレスは万病の元である」と述べましたが、ガンの最大の原因も「ストレス」にあるという結論に至ったのです。

同じことは、日本人の代表的な国民病である糖尿病についてもいえます。糖尿病は、白米や白砂糖などの炭水化物の摂りすぎが直接的原因であり、運動不足も影響していると思われてきました。ところが、同じような食生活や運動をしていても、糖尿病になる人とならない人がいます。その違いを生む最大の原因も「ストレス」にあります。

ですから、ガンや糖尿病などの生活習慣病を予防するには、何よりストレス対策が必要なのです。

同じストレスのなかでもガンを招く最大の精神的ストレスは「我慢」と「恐怖心」です。次に「睡眠不足や働きすぎ、肉や揚げ物などの食べすぎや石油から化学合成された農薬・食品添加物・医薬品などの化学物質の摂取による体内蓄積」がもたらす肉体的ストレスです。

そもそも、なぜ、このようなストレスがガンを招くのでしょうか。ガンになる人には共通した要素があります。

①低体温の人

②呼吸が浅く酸素が不足している人

③免疫力が低い人

④自律神経がアンバランスな人

ガンについても、もうひとつ興味深い事実があります。同じ身体内であっても、きわめてガンを発症しにくい器官と細胞があります。それは心筋の細胞と脳の神経細胞、小腸の筋肉の細胞です。これら3つの細胞に共通しているのは、細胞内でエネルギー（ATP）を生産するミトコンドリアが他の器官の細胞よりかなり多く、1細胞につき3000～4000個も存在していることと、それらのミトコンドリアが活発に働いていることです。

つまり、細胞内にミトコンドリアが多く、活発に活動していれば細胞はガン化しないのです。反対に、ミトコンドリアが少なく活動が弱い細胞で組織された器官はガン化しやすいのです。

それならば、ミトコンドリアが大量に存在する細胞で組織された心臓や大脳は安全かというと、そうとばかりいえません。よりたくさんの酸素を必要とするため、酸素不足のダメージを受けやすく、死を招きやすいのです。

一方、ミトコンドリアが少ない細胞は酸素が不足しても直ちに死ぬことはありませんが、何とか生き延びようとして酸素がない状態でもエネルギーを作れる回路（解糖系）をもつ細胞へと先祖返りします。これがガン細胞です。この細胞は10年、20年と生き長らえることができます。

20歳前後に発生したガン細胞がそのまま生き伸びて増殖すると、20年後くらいには10億個ほどになり、直径1センチくらいの初期ガンとして発見されます。このように考えますと、40歳前後で発見されることが多い乳ガンや子宮ガンは20歳前後に発生していたことになります。男性に多い胃ガンも40歳前後で発見されることが多いのですが、これも20歳前後にガン細胞が発生していたことになります。

私たちの体では毎日2000個から1万個のガン細胞が発生していますが、それでもガンが発症しないのは、ガン細胞をやっつける免疫機能が作用するからです。ガン発生の最大の原因はストレスであると述べましたが、それはストレスこそ免疫機能をもっとも低下させるからです。

ガンになりにくい人に共通した傾向

もうわかったと思いますが、ガンになりにくい人にもっとも共通していることは、ストレスを溜めない生き方をしていることです。

いつもポジティブに生きている人は、ストレスを溜めることが少ないため、免疫力が下がらず、ガン細胞が発生しても消えてしまいます。たとえガンが発症しても、物事に執着せず、すべてをあるがままに受け止め、感謝する生き方をしているとストレスが溜まらず、改善の可能性は高くなります。

食生活でもガンにならない人に共通した傾向があります。ひとつは肉食が少ないことです。ガンは漢字で「癌」と書きます。この漢字は、家の軒下で飼われている家畜の肉を3つの口（1日3食の意味）で山のようにたくさん食べると癌（ガン）になることを表わしているともいいます。日本人の場合は、ほとんど肉を食べていなかったのでガンを発症することはきわめて少なかったのです。一方、肉をたくさん食べる欧米ではガン患者が増えていました。

ところが、とくに戦後、その欧米から肉食文化が入ってきて日本人も肉を食べるようになり、それと比例するようにガン患者が増えてきたのです。このことはすでに指摘されているとおりですが、ここで取り上げたいのは呼吸です。

私が長年、丹田呼吸の指導をするなかでわかったことがあります。ガンになりにくい人の呼吸は深くてゆったりとしているのです。その理由は、これまで述べてきたとおりですが、ここで126頁の写真①と写真②を見てください。5分間の丹田呼吸を行なう直前と

丹田呼吸を行なう直前と直後の血液の変化

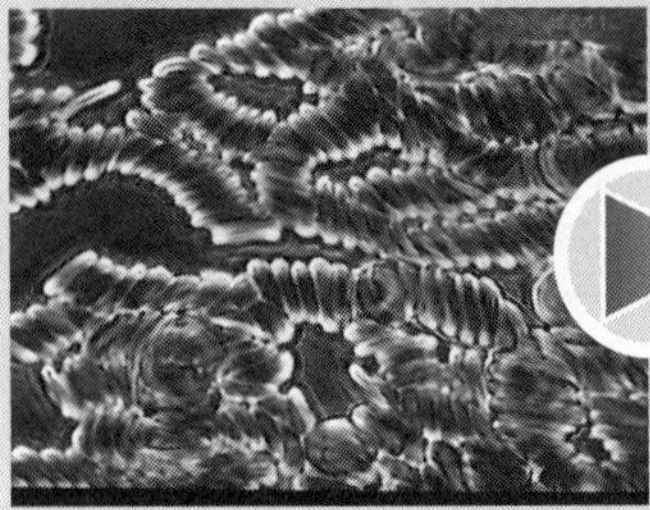

写真①／丹田呼吸前　赤血球連鎖でドロドロの血液（4000倍）

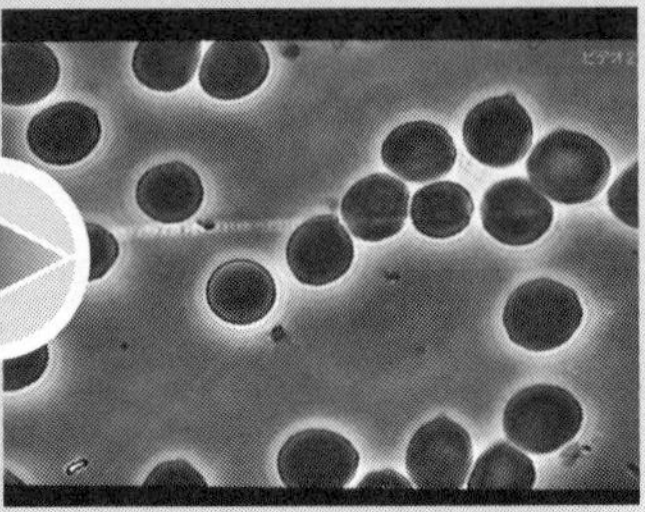

写真②／５分間丹田呼吸後、酸素量多く、サラサラの血液（4000倍）

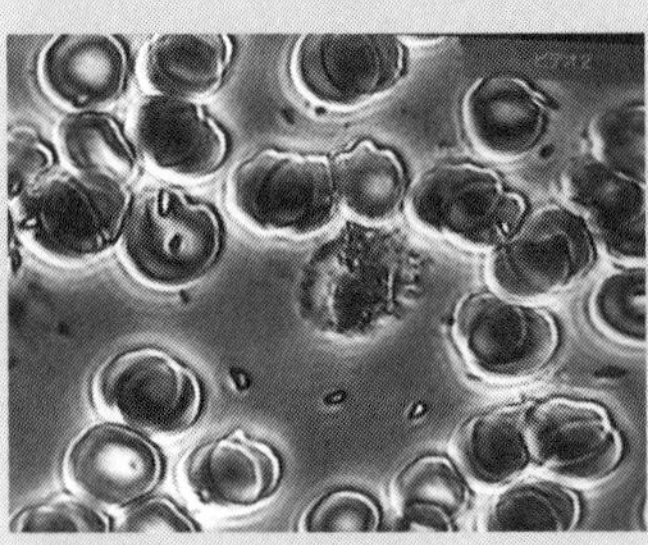

写真③／ガン患者の血液　酸素不足、変性不良タンパク（中央）あり

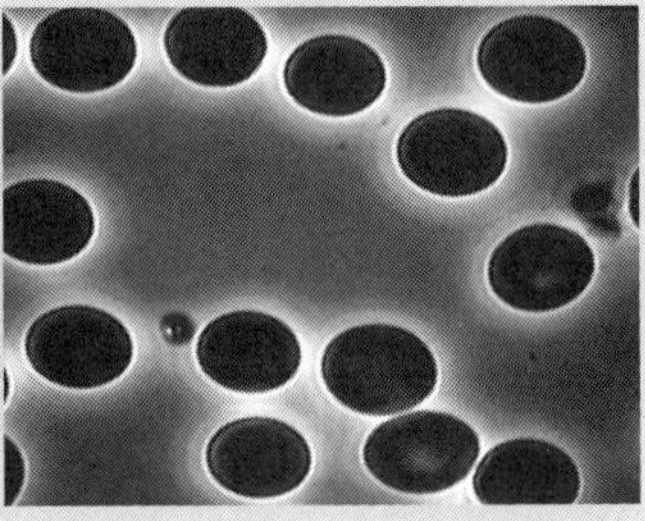

写真④／丹田呼吸や深い呼吸が日常化している人の血液。酸素量多い、大量のソマチッドが躍動している（6000倍）

直後のものです。

写真①は赤血球が連鎖し、ドロドロ状態になっています。水分が不足していたり、疲労が続いていたりすると、血液はこのような状態になりやすいのです。写真②は、丹田呼吸を5分間行なった後のものです。赤血球の連結がはずれてバラバラになり、血液はサラサラ状態になっています。赤血球の色が濃くなったのは、酸素が赤血球内にたくさん取り込まれていることを示しています。

次は写真③と写真④を見てください。写真③は、ガン患者に多く見られる血液状態です。写真④は、日常的に丹田呼吸や深い呼吸をしている場合の血液状態です。この二つを見比べるだけでも明らかに血液の状態が違っているのがわかりますが、二つの血液には次のような違いがあります。

1 酸素量

赤血球のヘモグロビンが酸素を吸着し、全身の細胞へ運搬しています。③の血液中の赤血球は中が透けて見えますが、これは酸素が少ないことによります。一方、④の血液中の赤血球の色が濃いのは酸素量が多いからです。

2「変性不良タンパク」の数量

ガンや糖尿病、血管性疾患（心臓、脳、腎臓）があると、血液中には変性した不良タンパクの固まりが多くなります。私はこれを「変性不良タンパク」と呼んでいますが、これは赤血球になりそこなったもので、健康な人でも1日に2000個から10000個発生します。それでも分解されて消滅すれば問題ありませんが、分解し切れないで残ったものが細胞のガン化の要因になることもあります。

このような変性不良タンパクは〝ガン細胞の卵〟であると考えていますが、③の血液を見ると、変性不良タンパクが多く存在しているのがわかります。しかし丹田呼吸をしていると、④の血液のようにほとんど見られなくなります。

3血液中の極小生命体ソマチッドの量

私は長年の研究で、血液中に存在するソマチッドという極小生命体が変性不良タンパクの中に入り込んで分解していることを確認しました。その分解スピードは健康な人ほど速く、ガンや生活習慣病を抱えている人ほど遅いこともわかりました。

ソマチッドは生命力の源であると考えられていますが、残念ながら、NASAやごく一

丹田発声の前と後の血液状態

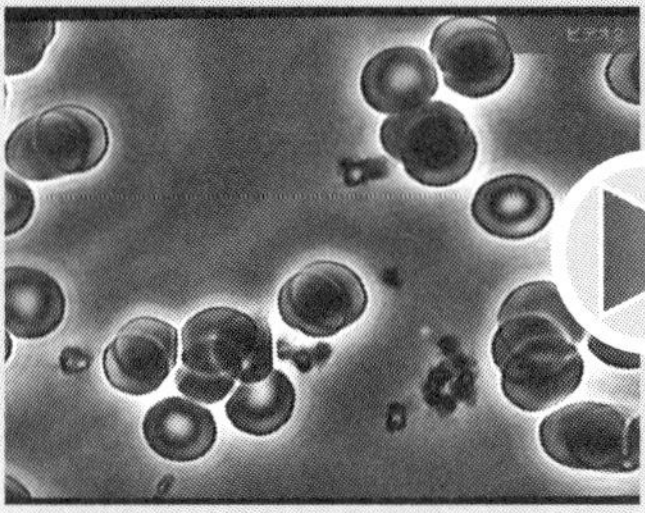
写真⑤／丹田発声前の血液（4000倍）

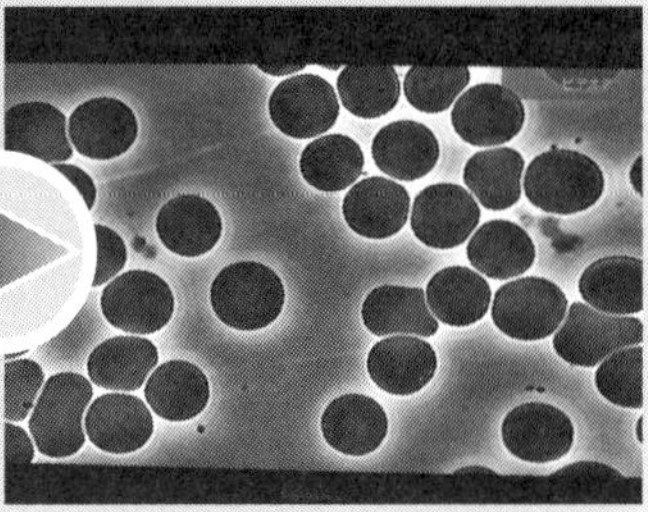
写真⑥／５分間丹田発声後の血液：酸素量多い、サラサラの血液、ソマチッド大量になる

部の専門家を除いて、現在の医学界ではその存在は認められていません。今のところは〝位相差顕微鏡〟を通じて確認できるだけですが、じつは先の①から④までの写真はこの顕微鏡によるものです。

もう一度写真③を見ますと、血液の血漿中にはソマチッドがほとんど存在していません。ソマチッドが変性不良タンパク内に数百個単位で入り込み、分解作業を行なっているためでもあります。

一方、④の血液の血漿中には小さいソマチッドが数多く存在し、躍動しています。丹田呼吸をすることでソマチッドがかなり増えるためです。丹田発声でポジティブな言葉を発声することでもソマチッドが増えます。いろいろな言語がありますが、とくに日本語の発声によってソマチッドが躍動することもわかりました。

上の写真⑤と⑥は、丹田発声で「カーンージーザーイーボーサーツー……」と「般若心経」を5分間唱える前と後の血液の状態です。僧侶がお経を唱えるときの速いスピードではなく、丹田を使って一音一音を長く伸ばして発声する丹田音読法で唱えます。

写真⑥を見ると、明らかに大量のソマチッドが存在していることがわかります。動画で見ますと、ソマチッドが大躍動している様子を見ることができます。

3章　ミトコンドリアこそ若さと健康のカギ

ミトコンドリアをご存じでしょうか。

人体が60兆個の細胞から構成されていることはよく知られていますが、じつはその細胞の中に細胞の直径の数十分の1ほどの大きさ（長さ1～5ミクロン、太さ0・5ミクロン）の、まったく異種の小生命体が100～4000個寄生し存在していることは意外に知られていません。それこそがミトコンドリアです。

この小生命体（中にDNAを多く有する小さな生命体）こそ、何歳になっても若々しく健康的な肉体を維持するための最大の鍵なのです。生命活動に必要なエネルギーをつくり出すとともに、細胞内に溜まった化学物質や毒素を排出する働きをしています。ですから、ミトコンドリアを知ることは、生命活動の本質を知ることになりますし、最大の健康対策になります。

そこで、そもそもミトコンドリアはどのようにして細胞内に存在するようになったのか、細胞内でどのようにエネルギーをつくっているのか、副産物として発生する活性酸素の正体、そしてミトコンドリアと健康の関係について見ておくことにします。

(一) 人体細胞の成り立ち

人間や動物の細胞の先祖が発生したのは38億年前です。酸素がない時代で、酸素を使わずにエネルギーをつくり出す「解糖系生命体」として発生しました。その後、20億年前に大気中に酸素が存在するようになると、酸素を使ってエネルギーをつくり出すミトコンドリアなどの生命体が発生しました。

そのミトコンドリアが解糖系生命体の中に寄生して合体したのが現在の人体細胞です。解糖系生命体（細胞）は酸素を嫌い、寒さ（32℃前後）を好み、ゆっくり分裂増殖し続けます。一方、ミトコンドリアは酸素を必要と

人体細胞図

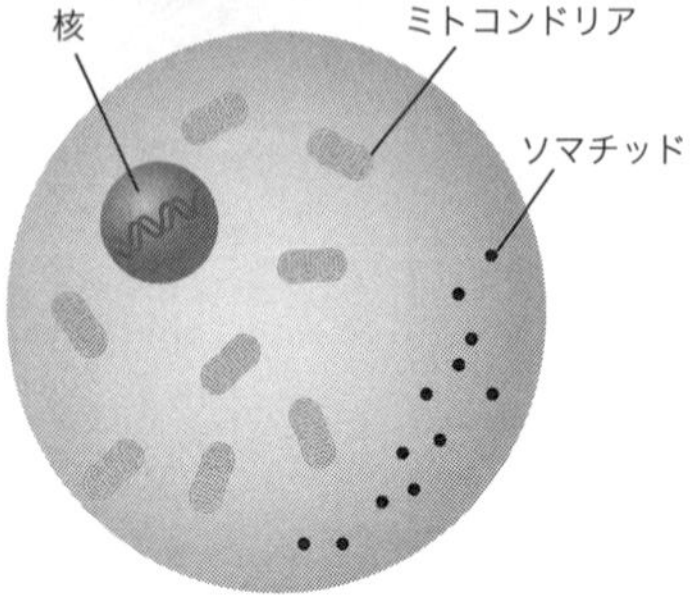

し、暖かさ（37℃以上）を好み、分裂増殖に限りがあります。

ミトコンドリアを取り込んだことで、人間細胞は無限に分裂増殖し生き続ける生命体ではなくなり、死という寿命を持つようになりました。

(二) 人体細胞はハイブリッド型エンジンを持つ

☆無酸素でエネルギーをつくる解糖系エンジン

体細胞の大きさは、直径3～20ミクロンです。細胞膜に覆われ、中にはDNAを1組持つ細胞核が1つと、タンパク質を合成する小胞体やタンパク質の仕分けをするコルジ体などさまざまな細胞小器官が存在します。

細胞内にはエネルギーをつくる仕組みとして100から4000個のミトコンドリア系エンジンと、水分豊富な細胞質基質でエネルギーを生産する解糖系エンジンも存在します。

解糖系エンジンについては、食物から摂り入れたブドウ糖1個を分解し、乳酸2個とピルビン酸2個に変換します（※1）。このときに、ATP（アデノシン三リン酸）という化学エネルギーが2個生産されます。酸素を使わず、食物から分解したブドウ糖のみでエネルギーをつくり出し、細胞の分裂増殖や生命活動を促します。人間が大人になるまでの成長期間は、この解糖系エンジンがメインに活躍します。

※1　食物からブドウ糖に分解する際に働く物質が酵素です。更に、ブドウ糖からピルビン酸に分解する際に必要な物質もやはり酵素です。

☆酸素呼吸でエネルギーをつくるミトコンドリア系エンジン

解糖系エンジンでは、1個のブドウ糖からわずか2個のATPと2個のピルビン酸しかつくれません。そのため、すぐにエネルギー不足に陥り、活発に活動し続けることができなくなります。このとき、さらに多くのエネルギーを増産するのがミトコンドリア系エンジンです。

ミトコンドリアが働けば、その2個のピルビン酸から36個のATPが生産されます。つまり、2個＋36個＝38個で、エネルギー生産が19倍化するのです。人体細胞はミトコンドリアを持つことで、たいへん効率よくエネルギーを生産できるようになったのです。

解糖系エンジンは、私たちが短距離を全力疾走で一気に走り抜くときや、一気に重い物を持ち上げたり、跳んだり、打ったり、突いたり、蹴ったりするときなど、瞬発力を発揮するために必要なエネルギーをつくります。そんなときは息を止めるのは、解糖系エンジンが無酸素でエネルギーをつくっているからです。

しかし、長時間に渡って持久力を発揮するときに必要なエネルギーを生産することには向いていません。酸素呼吸をし続けながら継続してエネルギーをつくり続けるのに向いているのがミトコンドリア系エンジンです。

ミトコンドリア系エンジンが不活性になると体温が低下し体調が崩れて、ガンや糖尿病、うつ病、脳卒中、心筋梗塞、慢性腎炎、認知症などの病気につながっていきます。ですから、ミトコンドリア系エンジンがどれだけ活発に機能するかどうかで、何歳まで健康長寿できるかも決まります。

本書のテーマの一つも、このミトコンドリアの質と量を高めて、健康、若さ、長寿をもたらすことにあります。

㈢活性酸素の弊害

ミトコンドリア系エンジンがタービンとして働くとき、ピルビン酸、酸素、水素、酵素、補酵素（ミネラル、ビタミン）が必要になりますが、酸素を使うことで、二酸化炭素と水、そして活性酸素が発生します。とくに活性酸素は大量に発生すると、さまざまな弊害が起こってきます。

ミトコンドリアが酸素を使ってエネルギー生成を行なうと、使った酸素の１～２％は活性酸素の一種スーパーオキサイド（O_2^-）を発生させます。

活性酸素は周囲の原子から電子を奪って安定しようとします。これが酸化作用であり錆びる現象（サビ）です。だから活性酸素は悪いということではありません。適度の活性酸素は、善玉としての素晴らしい働きもしています。

たとえば、免疫細胞である白血球は、侵入してきた有害なウイルスや病原菌、異物に活性酸素を火炎放射器のようにぶつけて殺します。このとき活性酸素は酵素によって過酸化水素水に分解され、白血球で次亜塩素酸になります。この次亜塩素酸が体内侵入したウイルスや有害細菌、異物を攻撃し殺す働きをします。

☆活性酸素が過剰になったときの弊害

活性酸素が弊害になるのは、過剰に発生したときです。たとえば、細胞内で鉄や銅イオンなどのミネラルに出会うと、最凶最悪の悪玉活性酸素であるヒドロキシルラジカルになります。その破壊力は非常に強力で、なんと活性酸素の100倍にもなります。

悪玉活性酸素は安定するために健康な細胞を構成する原子から次々と電子を奪います。そのために細胞が傷つき、さまざまな障害が起こってきます。

・細胞膜が変質し、肌のツヤが消え、シミやシワ、肌荒れ、肌の老化などにつながります。喫煙者の首回りの肌の黒ずみやシワが多いのも同じことです。

・細胞核のDNA（遺伝子）が傷つき、細胞の変異（ガン細胞化）や死滅、動脈硬化、血管の老化が起こってきます。

・目の水晶体（レンズ）のタンパク質が傷つき、白内障につながります。

☆活性酸素が過剰発生する要因

私たちの生活習慣には活性酸素が発生しやすい要因がたくさんあります。とくに動物性のタンパク質や脂肪、トランス脂肪酸（酸化した悪い油）の長時間消化や腐敗によって人体がダメージを受けると、ミトコンドリアは必死に働いて人体を守ろうとします。このとき大量の活性酸素が発生します。つまり、現代人の食べすぎこそ活性酸素が過剰発生する最大の理由なのです。

過剰発生した活性酸素は、最終的に悪玉活性酸素（ヒドロキシルラジカル）として暴れ出します。

活性酸素が過剰になるのを防ぐいちばんのポイントは、ミトコンドリアに無理な働きを強いないことです。

たとえば、一つのエンジンを無理してフルに使い続ければ、故障が起こりやすくなりますし、エンジンの生産効率が悪くなって燃料をよりたくさん使うことになります。こんな状況を防ぐには、何百台、何千台のエンジンをうまく使って一台一台のエンジンへの負担を少なくすることです。

ミトコンドリアも同じです。できるだけたくさんのミトコンドリアが働くようにし、さらに解糖系エンジンもうまく組み合わせて使うようにすれば、ミトコンドリア系エンジンは故障せず働き続けますし、長寿命になります。

個々のミトコンドリア系エンジンの負担を軽減することで、悪玉活性酸素の発生を抑えることもできます。ここに、若々しさと健康長寿の秘訣があります。

活性酸素を過剰発生させる主な要因と活性酸素を減らす方法

■主な原因

・食べ過ぎ
・睡眠不足
・喫煙
・精神的ストレス
・肉体的ストレス（働き過ぎ、徹夜や不規則な生活習慣や激しい運動）
・食品添加物や農薬
・薬（医薬品）、有害重金属
・排気ガス、大気汚染
・紫外線、化学物質、環境ホルモン
・電磁波、放射能
・殺虫剤、消臭剤、各種洗剤に含まれる合成界面活性剤
・加工食品

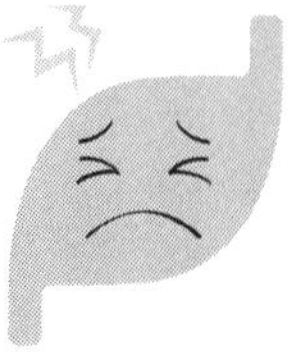

■減らす方法

・活性酸素を消すポリフェノール、レスベラトロール、ベータカロチンなどのフィトケミカル（抗酸化物質）を食事で多く摂取する
・ケイ素を多く摂る
・水素水を飲む（水に溶存する水素ガスが悪玉活性酸素のみを消去）

㈣ミトコンドリアの量を増やし、働きを高める秘訣

☆有酸素運動で筋肉を増やす

ミトコンドリアが多い組織は、四六時中休まず働き続ける器官や持久力の必要な筋肉（赤筋とも遅筋ともいいます）です。魚でいえば、マグロやカツオやサンマなど背の青い回遊魚は一瞬たりとも休憩せず、一生涯、エラから酸素を取り込みながら泳ぎ続けます（回遊）。その筋肉は赤身です。

心臓の筋肉は人体のなかで最大の赤筋ですが、その細胞には4000個ものミトコンドリアが存在します。なかには5000個ものミトコンドリアが存在することもあります。その次にミトコンドリアが多いのは、眠らない脳の細胞です。眠るのは表層脳である大脳新皮質のみで、それ以外の深層の脳は24時間働いています。その細胞の中にも大量のミトコンドリアが存在しています。小腸の筋肉、さらに全身の筋肉にもミトコンドリアはたくさん存在します。

ミトコンドリアによって、エネルギーがより多くつくられるほど、その箇所の体温は高

く維持されます。わが国の中高年の半数がガンを発症していますが、体温が高い人ほどガンの発症率は低く、低体温（35℃台以下）の人ほどガンの発症率が高くなっています。

ガンを発症する部位で見ますと、心臓や小腸、脳、全身の神経や筋肉はガンになりません。その理由は、それらの部位の細胞にはミトコンドリアが大量に存在していて、温度が高くなっているからです。

「ガンは先祖細胞への元返り」といわれるように、細胞が解糖系生命体に戻り、少しでも延命しようとするために起こります。まさしく解糖系細胞の苦肉の策です。これを防ぐには、ミトコンドリアの数を増やし、働きを活発にすることです。ガン化した細胞は元の正常細胞へ回帰します。

全身の細胞のミトコンドリアを増やすことができればいいのですが、私たちが自分の意志で効果的にミトコンドリアを増やし、体温を高めることができる組織は、唯一筋肉のみです。

ところで筋肉には、解糖系エンジンの白筋とミトコンドリア系エンジンの赤筋の2種類があります。成長期や青年期は解糖系エンジンの白筋を使うことがメインになりますが、それを過ぎたら、徐々にミトコンドリア系エンジンの赤筋をメインに使うように切り替えていくことです。

赤筋を鍛えて筋肉を増やすには、有酸素運動のスロートレーニングが向いています。主にミトコンドリア系エンジンを使った運動だからです。できれば、空腹時にスロートレーニングをすると効果的です。

筋肉をつけるというと、上半身中心のウエイトリフティングを行ない、筋肉隆々にするイメージを持つかもしれませんが、それはあくまで解糖系エンジンを使った白筋強化の運動です。青年期や瞬発力が必要なときに筋肉を鍛えるのに向いています。ミトコンドリアを増やし、その働きを高めるには、やはりスロートレーニングがいいのです。

筋肉の70%は下半身の足腰にあります。その筋肉を鍛えて増やすもっとも簡単な方法は、ウォーキングやスクワットです。私がすすめているのは「丹田ウォーキング」です。歩幅を広げ、腰を後ろへ突き出し、胸を上へ突き上げ、大きく腕を振って、汗をかくくらいの速さで歩く歩き方です。

サーキットトレーニングにするなら、この丹田ウォーキングの途中に短いジョギングを挟み込みます。

お尻を後ろにグーンと突き出しながら胸を張って行なうスクワットもおすすめです。私はこのスクワットに「丹田スクワット」と名付けています。これもサーキットにするなら、先にハードで速く無呼吸で行ない、次にスローで深い呼吸で行ないます。まさしく「サーキットスクワット」です。

具体的なトレーニング方法は、パートⅠの1章において紹介した「丹田強化筋力トレーニング」を参考にしてください。その他にも、自分の生活に合わせて足腰の筋肉をつけるトレーニング方法を工夫してみてください。

ちなみに、足のふくらはぎ、ももの前後、腰回りの腹筋と背筋、肩甲骨の筋肉からはマイオカインという若返りホルモンが分泌されます。下半身の筋肉を鍛えることは、こうした点でも効果的です。

上半身の肩甲骨の筋肉を鍛える場合、サーキット腕立てが効果的です。私は毎日100回以上行なっています。とくに仕事を終えて空腹状態のままスポーツクラブでこのトレーニングを行なうのが効果的です。おかげで、体脂肪7％前後（筋肉質）を維持できています。

☆1日に1～2回、空腹状態の習慣を持つ

空腹にならなければ、ミトコンドリア系エンジンはフル稼働しません。ところが残念なことに、ほとんどの人が1日3食摂ることが普通になっています。しかも、食べる量は必要以上で、明らかに食べすぎです。解糖系エンジン中心の成長期の子どもや青年ならまだしも、ミトコンドリア系エンジンへどんどん移行中の中高年にとって1日3食は明らかに食べすぎです。

1300年前から始まった縄文時代は1日1食未満でした。稲作が本格的に始まった弥生時代から1日1食、江戸の元禄時代から1日2食になりました。1日完全3食になったのは、終戦後しばらくしてからです。

昔は、栄養不足と感染病が原因で半数以上の子どもが成人するまでに亡くなっていましたが、今は環境衛生が行き届いているうえに、抗生物質や医療の発達のおかげで感染症予防や治療が進み、成長期の子どもが亡くなることは滅多にありません。しかも、表向きは救急医療が発達して寿命は全体として延びました。

しかし、実際の健康な長寿者は昔のほうがはるかに多かったのです。それは、食事量が少なかったことでミトコンドリア系エンジンが活性化していたからです。現在の日本は女

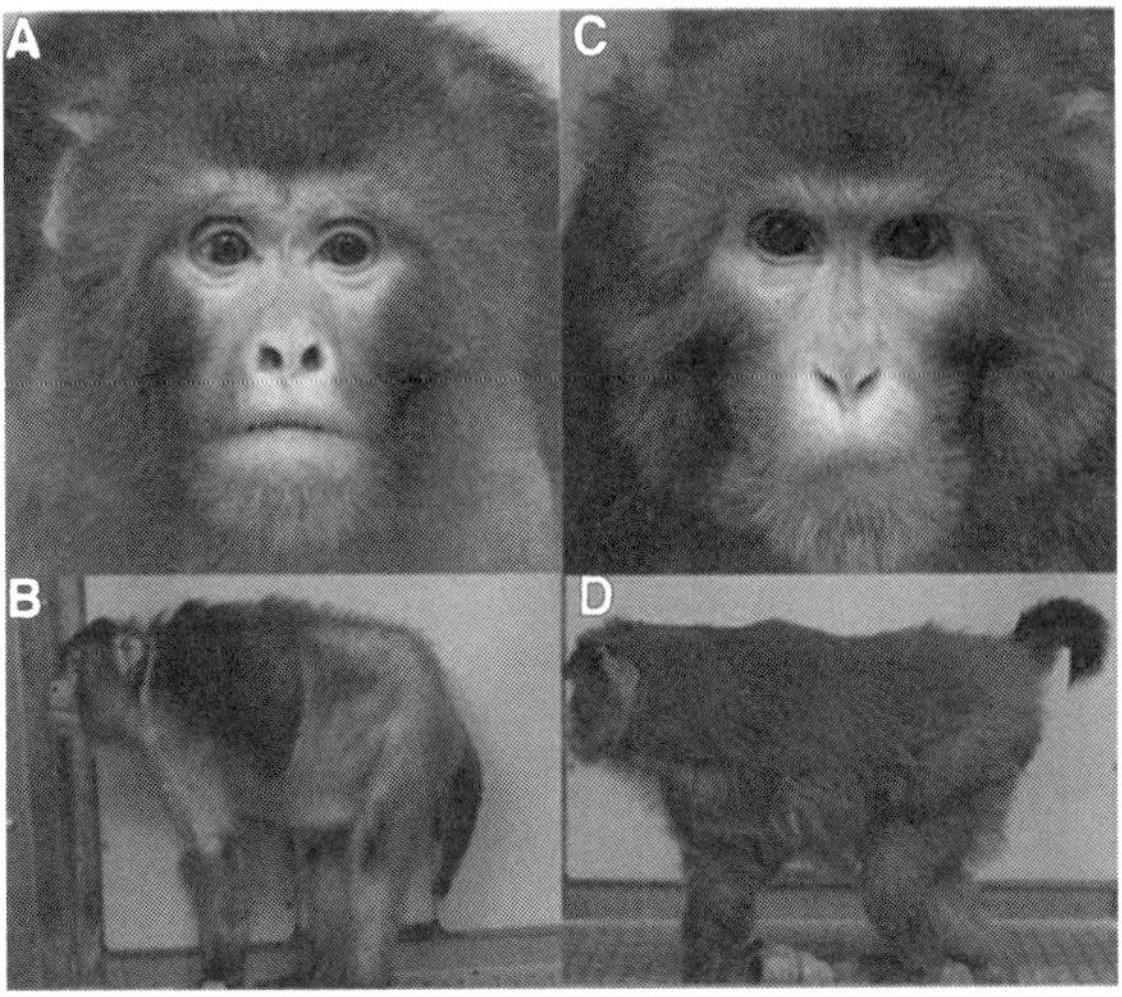

A、Bは通常のカロリーの食事を、C、Dは70%にカロリー制限した食事を摂取し続けたサル(2009年米『サイエンス』誌掲載)

性87歳、男性81歳で世界でもトップレベルの長寿国ですが、実際の健康寿命はそれよりも10歳も低いのです。

上の写真をご覧ください。これは、ウィスコンシン大学が76匹のアカゲザルを使って24年間比較研究を行ない、2009年秋に発表した論文の中にある写真です。

自由に食物を食べたサル群と、1日1回のみの食事にしてカロリーを70%に制限したサル群の比較実験です。カロリーを70%に制限したサルは、明らかにシワも白髪も少なく、毛も抜けていません。目もイキイキ輝き、精悍な顔つきや姿です。アカゲザルの平均寿命は27歳前後で、人間でいえば75歳前後ですが、このサルたちの寿命はそれよりも4割も5割も長くなったと推定されます。

その最大の要因は、ミトコンドリア系エンジンの活性化と、サーチュインという長寿遺伝子（飢餓遺伝子）がスイッチオンになったことにあります。

このアカゲザルの実験以外にも、マウスや多くの動物を使った実験が行なわれ、同じような結果が世界中で報告されています。

人間の細胞の構造も動物と同じで、解糖系エンジンが使うブドウ糖が無くなり空腹感を感じると、ミトコンドリア系エンジンがフル活動し、解糖系によってつくられたピルビン酸から18倍のエネルギーをつくり出します。そのピルビン酸も無くなると、次は体内に貯えられた中性脂肪を使ってエネルギーをつくり出します。中性脂肪を脂肪酸とグリセロールに分解し、脂肪酸はケトン体に、グリセロールはブドウ糖に変換され、ミトコンドリアのエネルギー源になります。

ミトコンドリアが活性化すればするほど、細胞内に存在する長寿遺伝子のサーチュインが、それまで眠っていた状態からスイッチオン状態になります。サーチュインは、2000年にマサチューセッツ工科大学のレオナルド・ガレンテ博士が発見した長寿遺伝子で、それ以後、他の学者たちもいくつかの長寿遺伝子を発見しています。人間もこの遺伝子を持っています。

現在、米国には数百万人のインテリ層がいるといわれますが、1日1食の少食で生活している人が多く、100歳現役で健康に仕事をしている人たちも数多くいます。私は2011年秋、米国の上流階級やインテリ層がもっとも多く住むニューヨーク州ウェストチェスター郡に10日間滞在し、様子を見てきました。

米国一の大富豪のデヴィッド・ロックフェラーなど、わが国の聖路加国際病院の日野原明名誉院長に劣らず、100歳を超えてなお健康で現役バリバリの長寿者が数多くいます。彼らは肉を食べず、牛乳を飲まず、少食です。

わが国にも1日1食の有名人たちが増えてきました。南雲医師、福山雅治さん、水谷豊さん、タモリさん、ビートたけしさん、千葉真一さん、片岡鶴太郎さん、GACKTさんをはじめ、スマートで健康で若々しい人たちが増加しています。

俳優の榎木孝明さんは、2015年5月に30日間不食（断食）で若々しくなったことで注目されました。体重は9・4キロ減っただけです。毎日忙しく仕事をしながらも体重の減り方は最初の10日間は1日500グラム前後で、それ以降は200グラム前後、最後の

1週間は1日100グラム前後です。体重がまったく減らない日もありました。もともと彼は少食でミトコンドリア系エンジンがメインになっていたため、30日不食をしても平気だったのだと思われます。

榎木さんは若いころ、配役づくりで2週間断食を行ないましたが、15キロ体重が減ったそうです。当時は解糖系エンジンがメインの食生活だっただめ、体重の減少が大きかったのでしょう。私も30～40歳前後に、7日間とか10日間の断食をしたことがありますが、7キロから9キロ体重が減りました。

つまり、解糖系エンジンを主に使っているときに断食すると、平均では1日1キログらい体重が落ちます。ところが、ミトコンドリア系エンジンがメインの食生活をしていると体重の減り方が1桁低下します。

現在、私は1日1食800kcal前後しか摂っていませんが、体重が減ることはまったくありません。しかも筋力トレーニングを毎日しっかり1時間は行なっていますが、頭脳も肉体も冴えわたっています。

関取でもっとも少食なのは、大横綱の白鵬です。自然界でも、ライオンは1週間に1食ですし、ワニは1カ月に1食しか食べていません。自然界の動物は全般に少食なのです。動物園で飼育されている動物たちが、自然界にいる動物たちと比べて寿命が半分なのは、ストレスや運動不足、そして何より過食だからです。

ヨガの教義に「腹八分で医者いらず、腹六分で老いを忘れる。腹四分で神に近づく」とありますが、これも少食が身体にいいことを教えています。

☆丹田呼吸できれいな酸素をたくさん供給する

ミトコンドリアが少ない燃料で、より多くのエネルギーを生み出すために欠かせないのが酸素です。ですから生命活動においては、いかに酸素を効率的に取りいれるかが重要になります。呼吸についていえば、ゆったりと深い呼吸をするのがいいのです。

呼吸の回数で寿命が決まることをご存じでしょうか。人は5億回呼吸すると寿命といわれますが、「亀は万年、鶴は千年」のことわざのように、ゆったりと深い呼吸をする動物はたいへん長生きです。

体長が20センチ余りしかないミドリガメですが、寿命は50年前後です。一方、体の大きさは同じくらいでも、ネズミの寿命は3～4年と短いです。亀は1分間に2～3回のゆったりとした深い呼吸をするのに対し、ネズミは1分間に20回ほど呼吸をするといわれています。この差が寿命に差をもたらしているのです。

人間は一般的に1分間に16～18回呼吸をします。ところが、精神的ストレスの強いときや体調が悪いときは、1分間に20回以上と浅くて速い呼吸になります。呼吸が浅いと肺の奥に溜まった二酸化炭素や汚れた空気が十分に排出されません。その分きれいな酸素を十分に取り込めないので、体の末端細胞にまで酸素がいきわたらず、細胞は酸素不足に陥ります。

呼吸が浅く速いままだと、交感神経優位の状態が続き自律神経のバランスが崩れ、免疫力と体温の低下を招いてしまいます。その結果、病気にかかりやすく、5億回の呼吸をする前に寿命が尽きてしまいます。

逆にゆったりと深い呼吸をすれば、ストレスが取れて精神的にリラックスし、副交感神経が刺激されて自律神経のバランスがよくなります。肺の中の汚れた空気や二酸化炭素がしっかりと排出され、きれいな酸素が肺の奥まで満たされます。その酸素が血液を通して全身の末端細胞にまで供給されるため、ミトコンドリア系エンジンが働きやすくなります。

お腹いっぱい食べるとどうしても呼吸は浅くなり解糖系エンジン中心になるため、体温が低くなります。ところが、空腹状態でミトコンドリアがフルに働くようになると、体温がアップします。ですから、常に少食でミトコンドリア系エンジンがメインに働いていると、基礎体温が高くなり、最終的には36・8℃以上になります。

体温が1℃アップするだけで、免疫力は600%アップします。体温が高いと、代謝酵素の働きと、免疫細胞の働きが活発になります。それによって、熱に弱いウイルスや病原菌、毎日発生する数千個のガン細胞が取り除かれます。

風邪を引くと発熱するのも、同じ理由です。つまり風邪は、病気というよりも体調を取り戻すためのメンテナンスのようなものなのです。もっといえば、普段から体温が高い人は、風邪にもインフルエンザにもかかることはないのです。ウイルスが侵入しても、免疫力が高いために死んでしまうからです。

このように、ミトコンドリアの量を増やし、働きを高めることで、人間の寿命は5割は延びます。健康長寿年齢が150歳、平均寿命が100~120歳になるはずです。アカゲザルの実験はそのことを示していますが、現代の最先端科学もこのことを解明しはじめています。

4章　ガンの根本原因と予防・改善法

(一) ガンの根本原因はどこにあるのか

☆ガンを根本から取り除く治療がない

現代医療は目覚ましい進歩を遂げています。高度な医療機器や検査技術などによって、救急医療や感染症には画期的な貢献をしてきました。ところが、日本人の半数が発症するガンを筆頭にした心筋梗塞、脳卒中、糖尿病、腎臓病などの生活習慣病、さらに国民の半数以上がかかる各種のアレルギー疾患、関節リウマチや膠原病などの自己免疫疾患、うつ病、認知症など戦後出現した現代慢性病は年々増加の一途をたどっています。

現代医療はこうした生活習慣病に対しては無力なのです。その最大の理由は、病気になる原因を探求して、本気で根本から治したり予防したりする観点がまったくといっていいほど欠如しているからです。

その典型例がガンです。現代医療は、ガンは死をもたらす不治の病であると考え、手術で切除するか、抗ガン剤か放射線で叩き殺すという3大治療しか行なっていません。最初から、ガン細胞は消えたり正常細胞へ回復したりする余地がないと決めつけているのです。

とくに日本の医学には、「なぜ、ガンになったのか？」と原因を探求する発想も取り組みもまったく存在しません。ですから、ガンを予防する医学や、ガンが発症しても二度と発症しないように原因を根本から取り除く治療もありません。まさしくガンに対して思考停止状態になっています。このままでは、数十年後に日本人の7割がガンを発症し、医療費で国民の生活も国家財政も破綻するでしょう。ところが、そんな日本とは裏腹に、欧米ではガン患者が年々減少しています。

米国カリフォルニア大学のルーディン・ジェームス博士は「3大ガン治療を施したガン患者たちは平均すると3年しか生きていない。ところが、まったく何もせずに放置しておいたガン患者たちの平均余命は12年6カ月だった」と発表しています。

いったい、これはどういうことなのでしょうか。抗ガン剤、手術、放射線治療をすることがとで却って命を縮め、早く亡くなってしまうことがデータで明らかになったのです。このことに気づいた米国の医師の半数は、外科手術や抗ガン剤などの治療をせずに、食の改善や代替医療などでガンの原因を取り除く根本治療に取り組んでいます。

その結果、欧米では1992年からガン患者は年に0・5%ずつ減少しています。一方、3大ガン治療中心の日本は相変わらず年に5%前後も増加し続けていて、欧米を抜いて世界一のガン大国になってしまいました。2人に1人がガンになることが当たり前の国になっています。

欧米では、食の改善や代替治療を受けているガン患者が完治し、寿命まで長くなることが不思議でなくなっています。ごくごく一部ですが、わが国でもホリスティック医学などの代替医療に取り組んでいる医師たちによって、食の改善や運動、代替治療でガンを克服するケースも出てきています。私の著書の監修をしていただいている医学博士の小島弘基医師や岡田恒良医師もそうです。

ところで、ルーディン・ジェームス博士がレポートしているように3大ガン治療をせず放置すると3年どころか、その4倍の12年6カ月も生き続けられるのはなぜでしょうか。

それは、ガン細胞そのものが人を死に至らしめるのではないからです。ガンが人の命を奪う理由は、肝臓や腎臓、膵臓、肺、胃、食道、子宮、大腸、脳などの重要な臓器や器官内でガン細胞が増殖し続け、臓器や器官を圧迫して塞いだり、機能を停止させたりするからです。

前章で述べたように、ガン細胞は20億年以上前の解糖系生命体へと先祖返りしたものです。そうしなければ細胞が死んでしまうので、ガン化しただけなのです。

免疫学の研究で世界的な第一人者だった元新潟大学大学院医学部教授安保徹先生（2018年没）は長年の研究で、

「精神的ストレスや、働きすぎなどの肉体的ストレスが長く続くと、交感神経の緊張状態が続き、自律神経失調や、内分泌ホルモンのリズムとバランスの崩壊を招き、低酸素、低体温、高血糖状態になる。活性酸素が増加し、免疫力が低下してミトコンドリアが不活性となり、細胞が解糖系生命体として先祖返りしたものがガン細胞である」

ことを発見しました。

ミトコンドリアが不活性になる原因は、心身のストレス以外にも、肉や悪い油分などの摂りすぎ、農薬や合成食品添加物、医薬品など化学物質の摂取で血液が汚れ細胞がゴミ溜めとなる、DNAが傷つくといった要因が重なるところにあります。

1985年に、医学博士で外科専門の前田重明医師に出会い、それ以来、親しくお付き合いをしてきましたが、長年多くのガン患者を診てきて不思議だと思っていることがあると言われたことがあります。

「真面目にひたすら我慢し続けている良い人がガンになり、我慢せずに感情をぶちまけて、周囲に迷惑をかけているイヤな奴はガンにならない」

それは、どういうことですかと伺ったところ、

「辛いことや苦しいこと、悲しいこと、悩み事があっても強い責任感で弱音をはかず一人胸の内にしまい込んで、ひたすら辛抱し我慢し続けている良い人がガンになる。逆に、怒りや不平不満などネガティブな感情を周囲にぶちまけているような人はガンにならない。たとえ腫瘍があっても良性だ！」

と言われました。

その人を見れば、検査する前の面談の段階で、すでにガンかどうか、ほとんどわかってしまうというのです。「なぜかね？　どういうことかね？　不思議だね？」と言われました。

私はそのとき、「へー、そんなもんでしょうか、ガンは不公平な病気ですね。逆なら良いのに！」と返事をした覚えがあります。その後、脳科学の研究と脳力開発の実践指導、メ

ンタルトレーニング指導などに携わり、多くの方たちと接していくうちに、前田先生がおっしゃったことの謎が解けてきたのです。

☆ガンになる根本原因は精神的ストレスの積み重ね！

私の専門である実践脳科学の観点からは、ガンになる第一の本質的原因は「長年の精神的ストレスの積み重ね」です。なかでも、日々「我慢」し続ける人、長年「不安や恐れ」の気持ちを抱き続けている人がもっともガンになりやすいのです。「不安や恐れ」が「恐怖心」になると、最大の精神的ストレスをもたらします。

次の根本原因は、日本人の勤勉な性格故の「働きすぎ」による肉体的ストレスが長年にわたり積み重ねになることです。しかも、「我慢」をしながらの「働きすぎ」と睡眠不足が重なると、もっと大きな肉体的ストレスになります。

自律神経には身体を緊張状態にさせる交感神経と、リラックスさせる副交感神経があります。その二つの神経が血管の周囲を取り巻いていますが、ストレスがかかると、交感神経が働いて血管を収縮し、リラックスすると副交感神経が働いて血管は拡張します。

ところが、心身のストレスが長年持続すると、交感神経が優位なままになり緊張状態が続きます。リラックスさせるはずの副交感神経が夜間も抑えられたままになり、グッスリ眠れなくなり、肉体疲労がひどくなっていきます。血管は収縮したままで、血圧は高いままの状態が続きます。

狭くなった血管に悪玉活性酸素によるダメージが重なると、ますます血流が悪くなり血流障害が起こります。

その結果、全身の臓器や器官の細胞へ酸素やブドウ糖などの栄養素が十分に届かなくなり、ミトコンドリアが不活性になります。酸素と栄養素がなければミトコンドリアは、エネルギー（ＡＴＰ）を作れません。体温も徐々に低くなっていきます。

毎日のように有酸素運動で汗を流していると、ストレスを解消でき、筋肉内のミトコンドリアは増えます。その結果、自律神経のバランスが回復し、酸素も栄養素も十分に全身細胞に届くのでミトコンドリアがより多くエネルギー（ＡＴＰ）を作るようになり、体温低下を防ぐことはできます。

ところが、心身のストレスが溜まったまま運動もせずに過ごしていると、体温は35℃台に低体温化します。そのままの状態が長年続けば免疫力は低下し、免疫細胞が毎日発生する数千個のガン細胞を殺すことができなくなります。

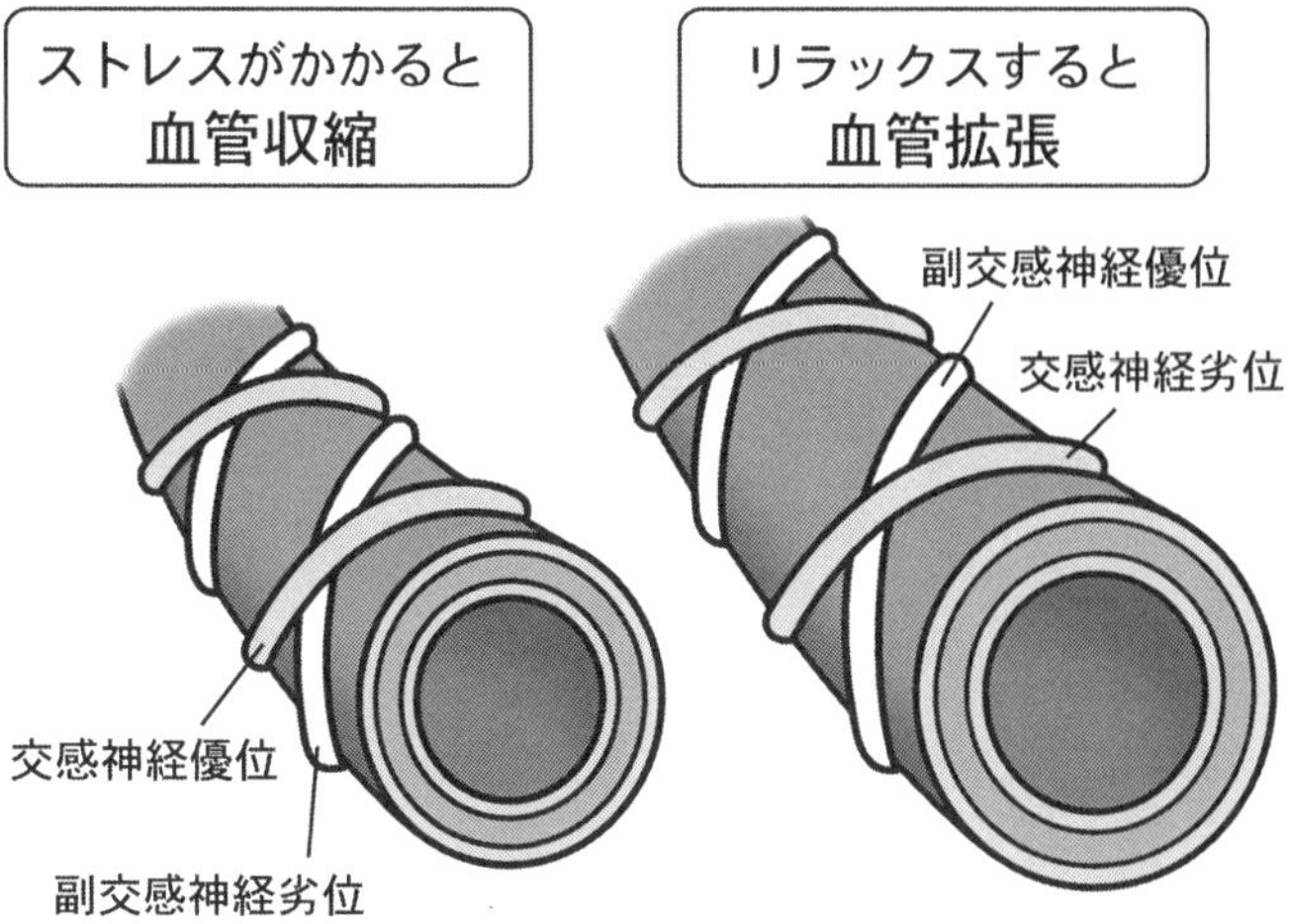

それでも、ミトコンドリアが大量に存在する心臓や脳細胞、小腸、筋肉などの臓器や器官はガン化しませんが、ミトコンドリアが少ない胃や大腸、食道などの上皮細胞や皮膚などの免疫力が低下しているところからガン細胞が発生しやすくなります。

このとき、心身のストレス以外にDNAを直接傷つけ、細胞がコピーミスを犯す外的要因がさらに重なると、ガン化に一層拍車をかけてしまいます。その外的要因とは、農薬、除草剤、合成食品添加物、環境ホルモン、肉食、トランス脂肪酸、AGE食品（糖化、AGEのひどい食品）、強い人工放射線、有害電磁波、タバコの煙など発ガン性のある物質、そしてウイルスや細菌、医薬品などです。

女性の乳ガン、子宮ガン、卵巣ガンなどが発見されるのは40歳前後が多いのですが、とくに我慢や不安による精神的ストレスが強いほど発症が多くなっています。乳ガンについては、体表にある乳房は夏場のクーラーや薄着で冷えやすいことも関係しています。

男性は、40歳前後で胃ガンが発見され、その後に大腸ガンが発見されるケースが多くあります。仕事による心身のストレスと、肉や悪い油の多い外食を摂るために胃や腸にダメージを受けるところからガン細胞が発生しやすくなります。

☆抗ガン剤は毒ガスから生まれた

抗ガン剤は、ガン細胞を殺すために作られたものです。ところが、抗ガン剤はガン細胞のように増殖のスピードが速い細胞を叩き殺すように作られているため、同時に細胞分裂が活発な若い正常な細胞も叩き殺してしまいます。その結果、さまざまな副作用を引き起こし、長期間にわたって苦しくつらい日々が続くことになります。

それでもガンが完治すれば良いのですが、実際にはまったく逆です。いったんはガンが縮小して改善したかのように思えても、ガンを発症させた根本的原因が解消していないかぎり、ガンは再び増殖し、転移して死に至ります。

そもそも、抗ガン剤は何から開発されたものでしょうか。そのルーツは、第一次、第二次世界大戦でナチスドイツが開発した大量殺人毒ガスである「マスタードガス」です。「サリンガス」「塩素ガス」と並んで3大毒ガスの一つです。

米国の兵士が、マスタードガスを処分しているうちに、一部の兵士のガンが縮小していることが発見されました。そこからロックフェラー財団グループがマスタードガスをベースにして改良を行ない、抗ガン剤「ナイトロジェン・マスタード」を誕生させたといういきさつがあります。

その後、一部のガンで1～2割、縮小することが認められたため認可されたというのが抗ガン剤の始まりです。しかし、あくまで1～2割ですし、猛毒ガスから生まれた抗ガン剤でガン細胞を叩くわけですから、正常細胞まで攻撃され殺されてしまいます。とくに細胞分裂が活発な若い細胞である毛根細胞や消化器系の内皮細胞、骨髄細胞からダメージを受け始めます。抗ガン剤治療で真先に髪の毛が抜け落ちるのはそのためです。続けて食道の粘膜細胞がダメージを受け、食事ができなくなります。血を吐いたり、下血したりとさまざまな副作用も生じてきます。

抗ガン剤によって骨髄にある造血幹細胞がダメージを受けると、白血球、赤血球、血小板などの血液細胞が作られにくくなります。

赤血球が激減すると貧血状態になりますし、血小板が激減すると凝固機能が失われて臓器内出血が生じ、多臓器不全で死に至ります。白血球の激減で免疫力を低下すると、バクテリア、カビ菌、ウイルス、寄生虫などの病原体による感染症にかかりやすくなります。さらにリンパ球が減少すると、ＮＫ細胞やＴ細胞などガン細胞を攻撃する免疫細胞も減ります。

たとえ抗ガン剤によって一時的にガンが縮小したり消失したりしても、ガンを発生させた生活習慣を改善せず、免疫力が低下したままでは、半年から1年後にはガンが再発します。

結局、抗ガン剤治療で多くの人々が命を縮めてしまっているのが現実です。実際、３大ガン治療をすることで、平均３年前後で亡くなっています。

最近、米国での抗ガン剤治療の研究で判明したことは、たとえ一部の人々のガンに1〜2カ月の抗ガン剤投与でガン細胞の縮小が認められても、５〜8カ月と投与を続けると、再増殖（リバウンド）することがわかってきました。つまり、半年も投与すると、抗ガン剤は増ガン剤になることが判明したのです。

その結果、米国ＦＤＡ（食品医薬品局）は２０１４年に、抗ガン剤は基本的に使わない方針を出しました。すぐ利用できる新しい治療法はないため、在庫があるかぎりは構わないという方針でしたが、米国の半数に近い医師は代替医療に切り替えています。

残念ながら、わが国ではこうした動きの医師は、ごく一部にかぎられています。しかも日本の保険医療システムは、ガン切除手術、抗ガン剤治療、放射線治療をしなければ病院経営が難しくなっています。ましてや国立のガン医療センターをはじめ公立病院では新しい代替医療に挑戦したり、取り組んだりすることは難しいでしょう。過去に公立病院で代替医療に取り組んだ医師のほとんどは、クビになったり左遷されたりしています。私の知り合いの医師や医学博士の中にも何人もいます。

(二) ガン予防と改善

☆ガンを発症する人の共通点

ガンを発症させる根本原因は、我慢や恐怖心から来る精神的ストレスである、そして、働きすぎによる過労と睡眠不足、食事などから体内に蓄積される化学物質、強い放射能・電磁波などによる肉体的ストレスであると述べました。ですから、ガン予防や改善には、まずこのような心身のストレスを溜めないことです。

じつは、精神的ストレスや肉体的ストレスの種類によって、ガンが発症する部位は異なります。たとえば40代以上の女性のガン相談でもっとも多い乳ガンは、右乳ガンと左乳ガンでは原因となるストレスの種類が違います。右乳ガンは家庭の人間関係における精神的ストレスが主な原因です。とくに夫に対する不満や我慢による精神的ストレスがいちばんの原因です。次は姑や舅への我慢から来る精神的ストレスです。

多くの場合、まずガンへの恐怖心を取り除き、そのうえで食生活を改善したり、手作り酵素で腸や血液をきれいにしたり、断食や運動を行なったりしてミトコンドリアを活性化させます。それによってガン細胞が縮小したり、消えたりします。

ところが、乳ガンの進行は止まったものの、いっこうに縮小しないケースもたくさんあります。そんなとき、まだ解消していない精神的ストレスがないかを探るため、さらにカウンセリングを深めていくと、夫への不満と我慢を長年抱えたままになっていることが多いのです。「なぜ私が、なぜ私だけがこんな我慢や苦労をしなければいけないの?」という不満と我慢で精神的ストレスが溜まり続けていたのです。

一方、左乳ガンに多い原因は、家族への介護疲れや休むこともできない過重な仕事で肉体を酷使することによる肉体的ストレスです。責任感が強いが故に「私が頑張らねば」と必死に我慢しながら身を粉にして働き続けているうちにストレスを溜めている女性に多いのが左乳ガンです。

男性でもっとも多いのは胃ガンです。胃ガンを発症する人々に多い共通点は、とても生真面目に仕事に打ち込んでいることです。真面目故に不満も言わず我慢しながら頑張り精神的ストレスと肉体的ストレスを溜めいきます。一時的なストレスならストレス性胃炎で済みますが、長年にわたって我慢が続くと胃ガンに移行しやすくなります。

肺ガンは、喫煙者や粉塵、化学物質を吸い込む仕事をしている人に多いのはもちろんですが、それ以外に、長年にわたって不安や恐怖心を持ち続けている人にも多く見られます。不安や恐怖心を持っていると、呼吸が浅くなり酸素不足になりやすい。そのために肺の細胞のミトコンドリアは不活性になり、肺の免疫力が低下します。その結果、肺炎や肺マック症、間質性肺炎、肺ガンなどが発症しやすくなります。

喉頭ガンは、ヘビースモーカー以外に、歌手をはじめ声帯を頻繁に使う仕事をする人に多く見られます。浅い胸式呼吸で発声しているため、しだいに声帯へのストレスを蓄積することが原因で発症します。丹田呼吸で丹田発声をすれば声帯に負担がかかりません。

もう一つ喉頭ガンの人に共通しているのが、言いたいことがあっても何も言わずに一人でひたすら我慢しているために精神的ストレスが長年にわたって溜まっていることです。その場合は、喉頭ガンの他に甲状腺ガンをはじめ喉付近のガンにかかりやすくなります。

☆大腸ガンの根本原因も精神的ストレス

戦後の食の欧米化によって、日本人にもっとも増加しているのが大腸ガンです。大腸ガンの直接的原因は牛、豚、鶏など動物性たんぱく質である肉の食べすぎ、揚げ物やファーストフード、ジャンクフードなどのトランス脂肪酸や酸化した悪い油の摂りすぎです。

とくにお肉には善玉腸内細菌が大好きな食物繊維がまったく含まれていません。肉が大好物の悪玉腸内細菌ばかりが増加します。悪玉菌は、肉を腐敗させながら有毒なアンモニア、硫化水素、アミン、スカトール、インドール、フェノールなどの腐敗悪臭物質を大量に発生させます。なかでもアミンは、亜硝酸塩（明太子やハム、タラコなどに入っている発色剤）と結合してニトロソアミンになります。ニトロソアミンは、大腸ガンの直接の原因となります。

じつは、悪玉腸内細菌を増加させる要因は肉だけではありません。意外にも精神面が大きな要因になります。善玉菌はポジティブな感情に共鳴して活性化しますが、ネガティブな感情には悪玉菌が共鳴します。自分の感情を押し殺して我慢し続けたり、不安・恐怖心を抱えたりしていると悪玉菌が増加し続けます。

医学博士の土橋重隆医師も長年ガン患者の治療に携わるなかで、ガンの発症や進行には心理的ストレスと肉体的ストレスが深く関わっていることが判明したと述べています（『ガンをつくる心　治す心』主婦と生活社刊）。大腸ガンが発生した部位によって、患者さんのストレスの特徴に違いがあるとも述べています。

たとえば、S状結腸下部から肛門に近い直腸の間にガンを発症した患者さんの精神的ストレスは「金銭に関するストレス」が多く、S状結腸中部から上行結腸部までにガンを発症した患者さんの場合は、精神的ストレス以上に肉体的ストレスが関係しているように思われると述べています。

金銭から来る強い精神的ストレスは、「多額の借金やローンを抱え、返済に苦労していた人、会社経営や会社の資金担当で困難な資金繰りに追われていた人、多額の税金に頭を痛めていた人」などに認められるとも述べています。

じつは、筆者も50歳ころ1年余りにわたって金銭から来る強烈な精神的ストレスを体験しました。当時、私は経営者セミナーとコンサルティングの会社と、健康機器開発と販売会社の2つを経営していました。ところが、規模が少し大きかった健康機器会社のほうの仕入れ先メーカーが倒産したあおりと、新商品開発のために借り入れた多額の借金返済のために資金繰りに追われる日々が1年以上続きました。夜眠れないほど強烈な精神的ストレスの連続でした。

当然、リラックスする間もなく24時間が緊張状態の連続だったため、ひどい便秘になりました。腸内細菌も悪玉菌であふれていたと思います。幸い、1年半で乗り切り、倒産せずに済みました。人生最大の試練で勉強になりましたが、もし倒産したり、この強烈な精神的ストレスが数年にわたって続いていたりしたら、私も大腸ガンになっていたかもしれません。

☆なぜ、ストレスがガン発症の根本原因になるのか

これを解明するには、目に見える物質レベルだけで分析する現代科学では限界がありま す。筆者は医学ではなく、まったく別の観点で生体エネルギーの研究に取り組み、そのなかで手掛かりをつかみました。

ロシアで、旧ソ連時代の1939年に開発されたキルリアン写真という撮影技法があります。これは、肉体の鋳型であるエーテル体（エーテルエネルギー）を写真で撮影したものです。人間や動植物の体を物質レベルで撮影するときの周波数よりも、さらに高い周波数の生体エネルギーを撮影します。

たとえば生きている木の葉を半分切ってキルリアン写真を撮ると、切り落とした葉の部分が半透明な形で映ります。ところが、この葉っぱを枯れた（死んだ）状態で撮ると半透明な葉の部分がまったく映りません。

これは、人間の身体も同様で、事故で失った指の無い人のキルリアン写真を撮った場合、まるで切断した部分の指がそのままあるように半透明な指が映し出されます。ところが、その人が亡くなったときに死体の手を撮ると半透明の指はありません。つまり、この半透明に映る身体こそ、肉体の鋳型となるエーテル体なのです。このエーテル体は、生体エネル

ギーが強い人ほど明瞭に強く存在しています。

生体エネルギーは、気のエネルギーでもあります。元気な人ほど気（生体）のエネルギーは強く、疲れていたり不健康だったりするほど弱くなっています。そして、死んだら気のエネルギーはなくなり、エーテル体（ボディ）も消えてしまいます。

じつは、エーテル体（ボディ）は肉眼でもかすかに見ることができます。バックが黒か色が濃い壁などへ手をかざし、ゆっくり手を動かすとき、指の周囲に数ミリから2センチほどのぼやっとしたかすかな半透明なものが靄のように見えます。これがエーテル体（ボディ）です。

元気でパワフルな人の側にいたり、子どもたちといっしょにいたりすると、エネルギーをもらって元気になります。手かざしや気功でエネルギーをもらうと元気になり、生命力がアップします。気のエネルギーが入ってくるからです。丹田呼吸でも気のエネルギーを取り込むことができます。気のエネルギーが自分のエーテル体に入り込みエーテル体がパワーアップするからです。

逆に病気の人や元気のない人の側にいるとエネルギーを奪われ、自分のエーテル体がパワーダウンします。気のエネルギーを奪われているからです。

身体に必要な食べ物にも同様なことが認められます。長きにわたって健康長寿の指導をしていてハッキリ言えることですが、新鮮な野菜や果物を食事で多く摂っている人は若々しくみずみずしく健康で元気です。魚も新鮮な刺身で食べたほうが健康に良いです。

健康な食事の摂り方の一つにマクロビオティックがあります。陰陽のバランスを考え、無農薬材料を丸ごと全部食べることで偏らずに全栄養素を摂り、健康な身体を作る素晴らしい食事法です。

ところが、マクロビオティックを実践している人々の多くに共通に見られることがあります。それは、それなりに健康ではあるものの、なんとなく若々しさやハツラツさに欠け、痩せて少し黒ずんだ顔色をしています。その原因は、野菜を漬物以外はすべて加熱して食べるところにあります。

野菜を加熱すると失われる必須の栄養素が二つあります。

その一つは、酵素です。消化酵素や代謝酵素の働きを応援する酵素が生野菜の中にはたっぷり入っていますが、タンパク質成分の酵素は加熱することで破壊されてしまいます。

一般には知られていないもう一つのたいへん重要な栄養素が目に見えない生体（気）エネルギーです。野菜を加熱すると、生きた生命エネルギーともいえる生体エネルギーが失われます。新鮮な野菜を食べることでエーテル体を強化する生体エネルギーを供給できます。

長くマクロビオティック食生活をしているリーダー的な人たちに、野菜の生食と手作り酵素をとり入れていただいたところ、1年ほどで顔色も肌も若々しくイキイキとしてきて、パワフルになりました。

心身のストレスがガンをはじめとする病気の根本原因になっていることは、人間の「オーラとチャクラ」を研究するなかでも確認できています。16年前、米国から国際特許を取得している200万円のオーラカメラを購入し、2年間毎日のように自分や社員、知人のオーラとチャクラを撮り続けて研究しました。

人間を含めた生物界の生体は、すべて微弱な電磁エネルギーを放っています。これをオーラと呼んでいます。このオーラの色には赤、オレンジ、黄、緑、青、藍、紫があり、複数の色が組み合わさっています。

このオーラはチャクラと密接に関係しています。チャクラは、古代インドから数千年続くヨーガ系医学では人体エネルギーの中枢であると考えられています。米国で総合医療の代表的人物である医学博士リチャード・ガーバーは、7大チャクラと人体の神経系と内分

オーラの画像

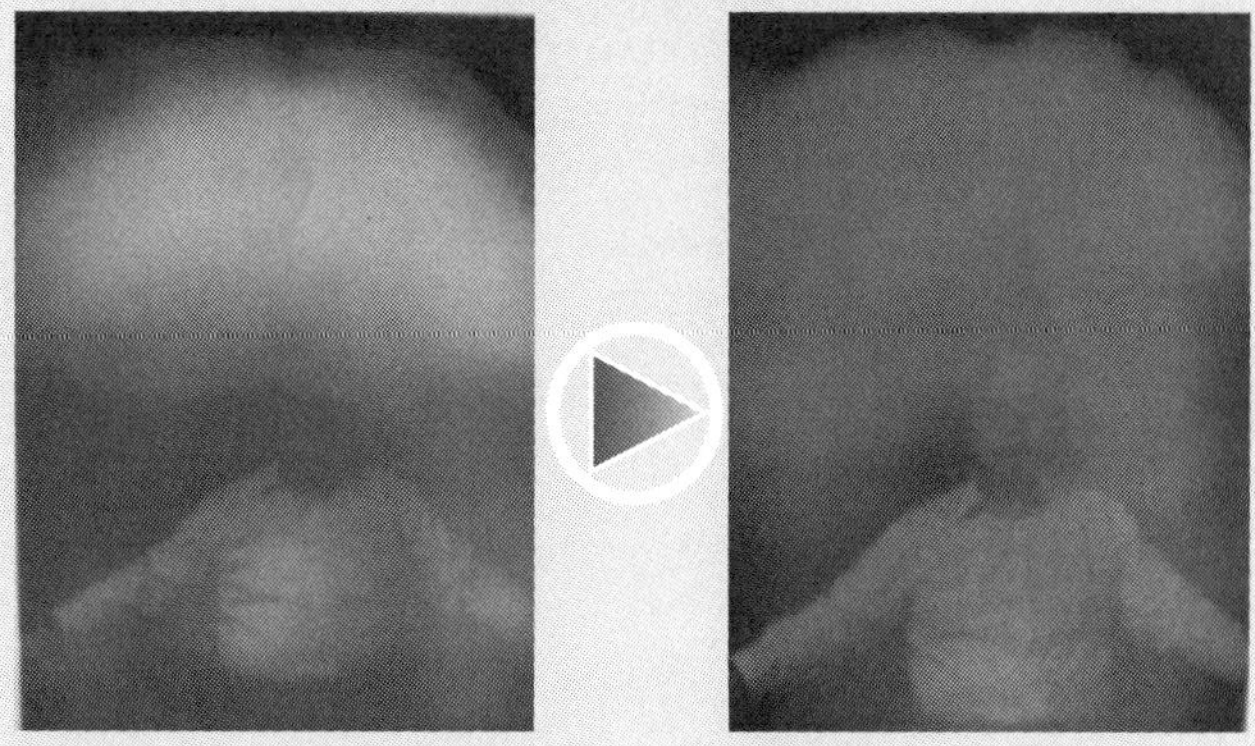

風邪、パソコンによる緊張疲労で黄色中心のオーラになっている

気のエネルギーとホルミシス効果でリラックスしてオーラが緑色に変化

チャクラの画像

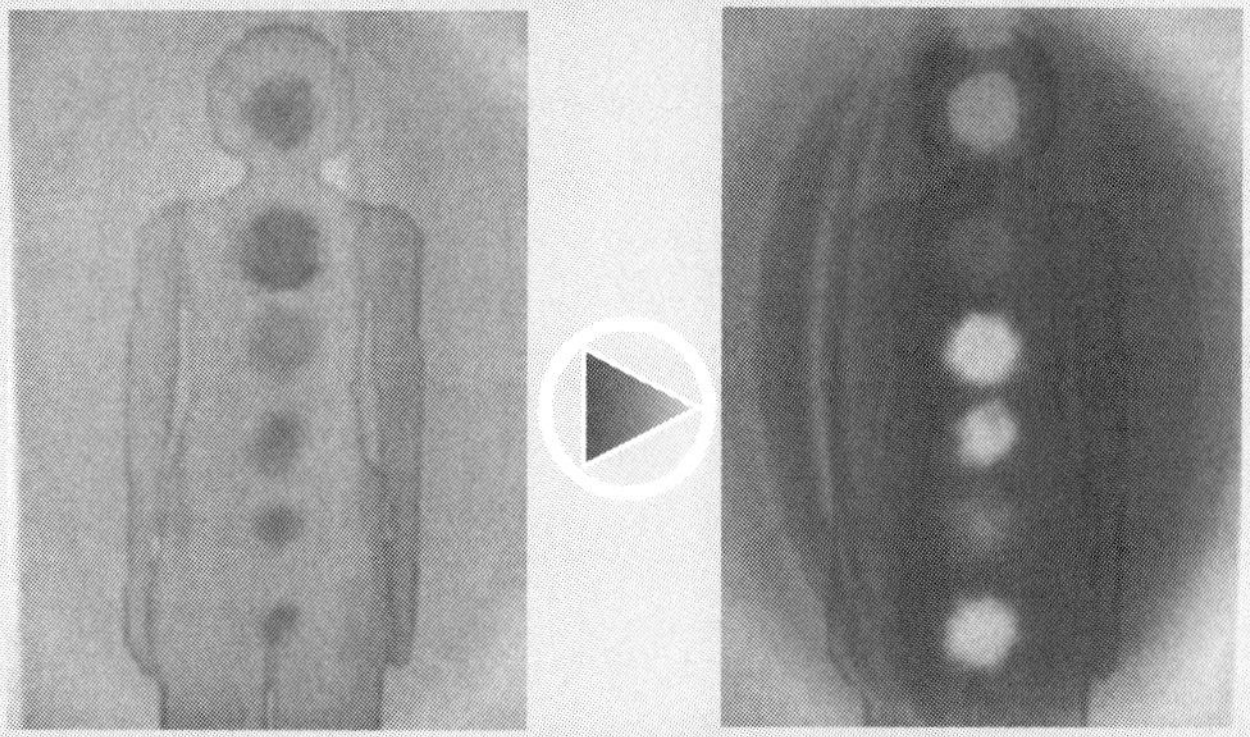

緊張した疲労により生命力がダウンし、下部のチャクラが小さく弱くなっている

気のエネルギーとホルミシス効果で全部のチャクラが大きくなっている。7つのチャクラが整い開花した状態。チャクラの色が濃いワインレッドになっている

泌腺のつながりを明確にしています。この7大チャクラから放たれるエネルギーがオーラとなって現われているのです。

チャクラは「光の環」と言われ、スピン（回転）しながら宇宙や地球からエネルギーを取り入れ、肉体に流しています。そのとき微弱な電磁エネルギーがオーラとなって身体の周囲に放たれます。その周波数の違いにより各チャクラの色が決定されています。

第1チャクラは赤、第2チャクラはオレンジ、第3チャクラは黄、第4チャクラは緑、第5チャクラは青、第6チャクラは藍色、第7チャクラは紫です。その瞬間の活性度の強いチャクラのエネルギーによって、体外に放出されるオーラの色は変わってきます。

多くの人たちのオーラやチャクラをオーラカメラで撮影すると、各チャクラの活性化の度合いやオーラの色と輝き、大きさから、精神状況や肉体の健康状態が見えてきます。

たとえば、第2チャクラや第3チャクラが不活性だと子宮や卵巣、胃、大腸に筋腫やガンが発生していたりします。あるいは、我慢や不安・恐怖心が長く続き精神的ストレスが蓄積されていると、第4チャクラ付近に乳ガンや肺気腫、肺ガンが見つかることもあります。

言いたいことを言えなかったり、周囲への意思伝達ができず第5チャクラが不活性だと、第5チャクラ付近の喉や口頭、甲状腺にポリープやガンが発症したりしています。これらの事実は、精神的ストレスで第2、第3、第4、第5チャクラが不活性になっていること、それらの箇所で発生するガンや病気との関連性を示しています。

☆生き方を変えるとガンと無縁になる

実践脳科学の観点からも、心身のストレスとガンなどの病気との関わりが見えてきました。私は、身体をベッドに横たえ、意識を持ったまま眠る訓練を丹田呼吸瞑想状態で2カ月間、毎晩行なったことがあります。始めたころは、翌日、疲れと眠さで大変でしたが、徐々に慣れコツをつかめるようになったときから、肉体からアストラル体（感情体）が抜け出て、4次元世界を体験できるようになりました。俗に言う体外離脱とか幽体離脱です。これを自分の意志でコントロールして行ない、過去や未来、別の場所などへ時空を超える体験や学びを行なうことができるようになりました。

人間の魂が3次元の肉体をコントロールするために、いくつもの次元に対応するエネルギー体（ボディ）を幾重にも有しています。これは、5000年の歴史を持つインド伝承医学のアーユルヴェーダやヨーガ経典でも説かれています。

肉体と重複し、さらに体外にまで意識体であるエネルギー体（ボディ）がエーテル体、アストラル体（感情体）、メンタル体（精神体）、コーザル体、スピリット体として存在し、さまざまな次元に対応しています。

エーテル体は、前述したように生体（気）エネルギーで肉体の領域に属するために、キルリアン写真でも写り、目でもかすかに見えますが、アストラル体は4次元ボディのため目では見えず、アストラル体の視覚で初めて見えます。明晰夢《めいせきむ》と言われる、まるで現実体験のようなリアルな夢を見ることがありますが、これがアストラル体での意識による4次元体験なのです。

アストラル体は感情体で想念体とも言われ、その人の感情面のエネルギーや想いの強さが4次元対応のアストラルボディ（体）を形成しています。そのエネルギーはエーテル体のエネルギーに影響を与えています。

アストラル体は、感情体とも言われるように精神的ストレスが強いときはエネルギーが弱かったり、よどんだりしています。そのエネルギーダウンしている場所が肉体のガンや病気となって現象化する仕組みになっているのです。つまり、心身のストレスが各チャクラの不活性につながり、それがアストラル体に影響を与えているのです。

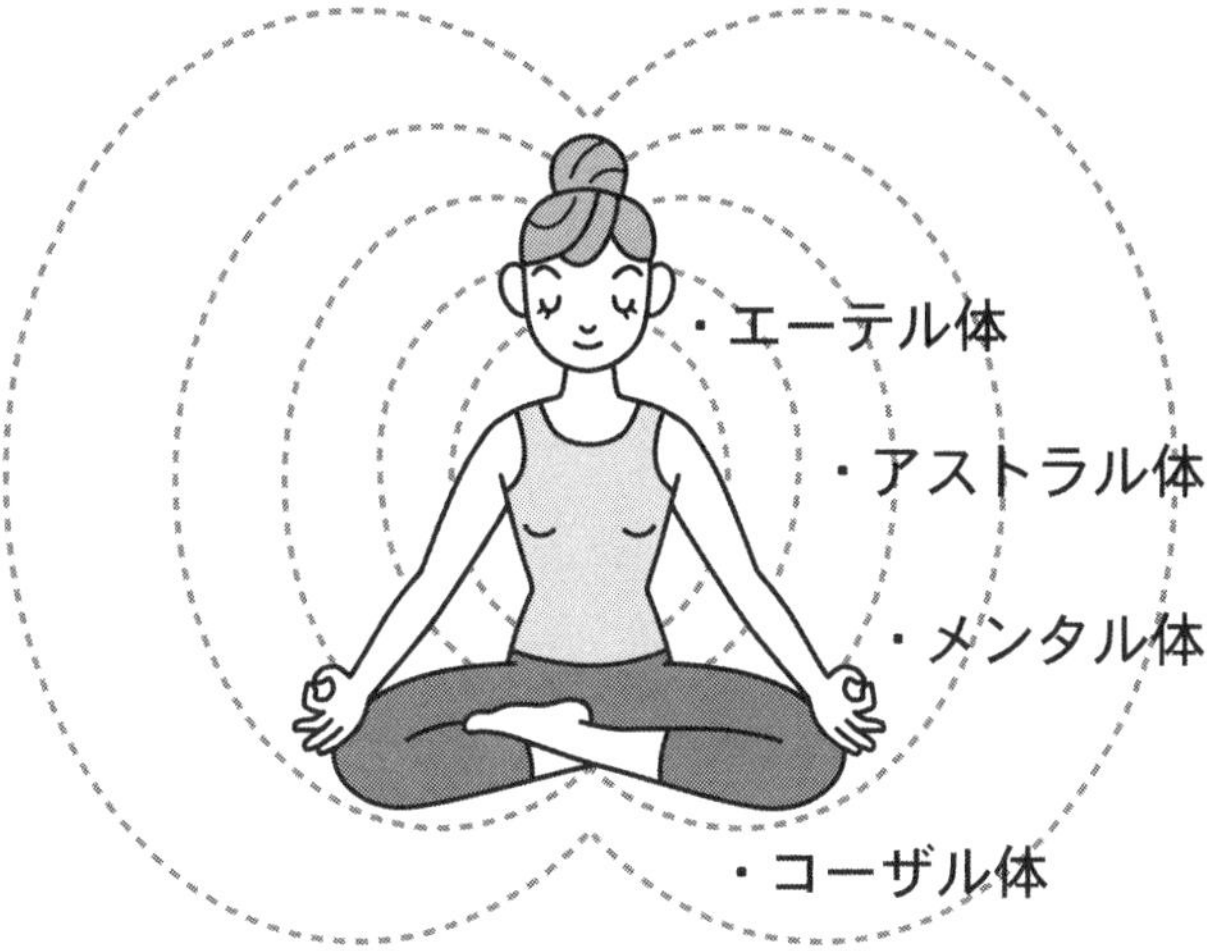
・エーテル体
・アストラル体
・メンタル体
・コーザル体

全チャクラが開き、平安と愛と喜びと信念に満ちている人は、アストラル体が大きく輝きエネルギーに満ち満ちています。ガンとはまったく無縁の状態です。もし、それまでガンを発症していても、アストラル体が輝き出したら、ガンは自然に消えてしまいます。

生き方を変えるだけで右乳ガンが自然消滅した50代の女性がいます。20数年間にわたってご主人に対して我慢し続け、精神的ストレスが溜まりに溜まっていました。その結果、右乳ガンになったと思われます。

子育ても終わり、皆社会人となり、夫とも離れ、若いころからやりたかった音楽活動を再開しました。ほんとうにやりたかった好きな音楽活動で毎日が楽しく、ワクワク、ドキドキでイキイキと生活できるようになりました。そうして3年経ったころ、右乳のしこりがいつの間にか消えていたのです。乳ガンだったことも忘れていたそうです。

(三)精神的ストレスを解消する心の持ち方

社会生活をしているかぎり、人間関係や仕事上で常にさまざまな精神的ストレスが生じます。本来、精神的ストレスは人間として鍛えられ成長するために必要なものでもあります。常に前向きでポジティブに生き、何事があろうが動じない不動の強靱な精神力があれば、めげることはないし、過剰なストレスが生じることもないでしょう。しかし、現実の人間は心が折れやすく、さまざまな感情で悩みます。

では、いったいどうしたら精神的ストレスが生じないようにできるのでしょうか。いったん生じた精神的ストレスを解消するにはどうしたらいいのでしょうか。

☆ストレスが生じない心の持ち方の基本は「あるがまま受けとめる」

人間関係から生じるストレスは心の問題です。ストレスが過剰にならなければうつ病にはなりません。ストレスは基本的に心の持ち方次第で決まります。

大地に深く広く根を張った大樹はいかなる嵐が来ても堂々としているように、いつもデンと構え、何事があろうと揺らぐことのない精神的な図太さと、すべてを包み込む大海のような包容力を持ち、天上天下唯我独尊、色即是空の心を持っていれば、ストレスとはまったく無縁になります。

ところが、残念ながら私たちはお釈迦様ではありません。じつは、お釈迦様でさえ悟りを開くまでさまざまな苦しみやストレスを抱えていました。だからこそ人間としての成長と覚醒と悟りを得ることができたともいえます。私たちも、人生の中で生じるすべての出来事は自分の成長と進化のためにあると思い、すべてを受け入れれば良いのです。

人間は誰しも自我意識があるから、人間として意思や意識、感情を持っています。だからさまざまな体験を通して成長し、進化し続けることができ、人格と個性を磨き続けることができます。だからこそ、宇宙に二人といない存在なのです。

そのうえ、肉体の寿命を終えても、魂は永遠です。大宇宙の舞台でさまざまな配役を演じ、体験し、自分の心に無限の宝を積み上げることで魂が進化し続けている。そのことがわかっていれば、何事も恐れることはないし、一切の不安もストレスも生じません。すべては、自分のためにあるのだと思い、楽しめば良いのです。

純真無垢な赤ちゃんは、まだほとんど自我意識がありません。誰からもかわいいと愛されます。しかし、成長とともに自我意識が強くなり、他者との関係から自我の感情が強く働きだします。他者とつながっている、理解されていると実感できているときは自我意識は満足しますが、孤独を感じるときは「私が、私が」とエゴ意識に陥りやすいものです。そうなると、不安、寂しさ、孤独、悲しみ、怒り……そうしたネガティブでマイナスの感情が生じ、精神的ストレスがどんどん強くなります。

宇宙やこの世には、絶対善も絶対悪も存在しません。すべては相対的なのです。ところが自分中心に考えていると、「否定されている、疎外されている」と感じてネガティブな感情が生じ、ストレスになりやすいのです。必要なのは相手の立場に立つことです。そうすれば自分の中のネガティブな感情は消えてしまいます。

すべての人間関係や出来事を客観的に受けとめて自分の感情を見つめることができるようになれば、一切のストレスは生じません。そのための心の持ち方こそが「あるがまま受けとめる」ことです。

たとえば「自分は人生という舞台で日々演じている名優だ！」と自覚してみてください。すべての出来事を名優として演じていると思えば、たくさんのことを学べるわけです。いつもワクワク、ドキドキしながら人生を楽しめます。

自我意識ではそのように思えなくても、魂意識ではわかっています。なぜなら、魂の進化・成長にはあらゆる体験が必要だからです。いろいろな体験を通じて、豊かな知恵と愛情、冷静で強靱な意思と信念が育まれていくからです。すべての体験が魂の進化・成長につながると思って、あるがまま受けとめてください。

「あの人は、そういう人なんだ！」「こんなときは、こんなふうに感じるものなのだ！」……と受けとめれば、「私が、私が」と自我意識から生じるネガティブな感情に振り回されることはなくなります。

次に、そのためのコツを紹介しましょう。基本は「ネガティブなマイナス感情を引きずらない」ことです。ネガティブなマイナス感情が整理されることなく眠りにつくと、それが無意識のうちに増幅され、潜在意識に蓄積されます。

マイナス感情があっても、忙しい昼間はまだ気が紛れ、忘れがちですが、夜、床に就くとムクムクと頭をもたげ、あれこれと悩みだします。そのうえ、緊張状態が続き、そのまま眠れなくなります。その結果、マイナス感情が睡眠中の潜在意識下で整理・解消されないまま、定着し増幅してしまいます。目覚めが悪く、翌日もマイナス感情を引きずったままです。この状態が続くと自律神経も狂いだし、うつ状態になります。

翌日へ引きずらないためには、就寝前に、その日のストレスから生じたマイナス感情をすべて吐き出し、心の整理をすることです。小さな子どもなら、母親に一日あったことを報告することで気持ちを整理できますが、大人ではそうはいきません。そこで、日記を書き、自分を客観視し、気持ちを整理することもひとつの方法です。

酒で気持ちを紛らわすことは、逃避にすぎません。心から信頼できるお釈迦様のような方がそばにいれば、日々、心の中を報告できますが、まずそんな人はいないでしょう。もし間違えた相手に依存してしまえば、解消どころか、逆にマインドコントロールされ、自分を見失い、泥沼にはまり込みます。

☆「ミミテックメンタルトレーニング」は究極の精神的ストレス解消法

家庭生活や社会生活で精神的ストレスを生じさせる主な原因は、被害者意識、執着心、依存心、支配欲、人へのジャッジです。とくに自己中心の動機から発する過分な欲望は、無意識に人に依存したり支配・コントロールしたりしようとします。

逆にいえば、被害者意識を持たない、執着心を持たない、依存心や支配欲を持たない、人をジャッジしないようにすれば精神的なストレスは解消するのです。それが、あるがまま受けとめるということです。

そのために、とても効果的なメソッドがあります。私の本業である能力開発と潜在能力開発の長年の研究から生まれたものです。それは、自分の潜在意識を活用して一人で精神的ストレスを解消する究極の方法で、「ミミテック内省法」と「ミミテックアファメーション」によるメンタルトレーニングです。

まず「ミミテック内省法」とは、ミミテックを使って、魂の中核にある高次の真の自己（＝「真我」）に向かって、自我意識に生じる感情や思いをすべて報告する方法です。真我とは魂の本質であり、自分の中のお釈迦様的存在であり、無条件な愛を持った高次の真の自己です。

この真我に向かって、子どもが母親に報告するように語りかけるのです。悲しかったら泣きながら、悔しかったら悔しい思いをぶちまけながら報告しても構いません。そうすることで、感情をすべて吐き出すことができ、自我意識に溜まったマイナス感情を吐き出すことができます。その分だけ、心の中が整理され、魂意識や真我意識レベルへ引き上げられます。

ミミテックを使うのは、ミミテックによって語りかけた言葉が大脳の中心奥の間脳へダイレクトに響くからです。とくに間脳の中心にある松果体は、次元を超えて魂（真我）とつながる受発信機です。そう自覚して働きかけることで、魂の本質である真我とつながることができます。

この「ミミテック内省法」は「大人のミミテック能力開発法セミナー」や「究極の潜在能力開発法セミナー」で詳しく紹介しています。

次は、「ミミテックアファメーション」によるメンタルトレーニングです。

自分に生じる出来事はすべて意味があります。人生において意味のないことなどひとつもないのに、出来事の渦中にあるときは自覚できていないだけです。いずれ、その意味合いに気づくものです。なぜなら、私たちはこの世に誕生する前に、魂レベルで今生の何を学び、何を成し遂げるか、人生の目的を立て基本的スケジュールを設定して誕生してきているからです。

魂意識は、すべてを知っていますが、私たちの自我意識は赤ちゃんからスタートするため、魂の記憶は自我意識に浮上していません。人生において多くの体験をしながら自我意識が成長・進化するなかで、直感力やインスピレーションにより魂意識が浮上してきます。最終的に、人生の目的を達成するためのプロセスとしていろいろな出来事が生じていることに気づきます。

如何なる出来事にも意味があります。「○○さん、ありがとう！　ありがとう！」「感謝！感謝！」「すべて順調！　すべて順調！」……と、肯定的な言葉（魔法の言葉）を毎日、ミミテックを使って潜在意識にくり返しインプットしてください。そうすることで、輝く光が暗雲を照らすように、潜在意識内に溜まっていた闇や灰色のネガティブな感情が照らし出され、消し去られていきます。

ストレスを感じる相手や出来事でも、ミミテックで「ありがとう！」「感謝！」「順調！」といった魔法の言葉を潜在意識にインプットし続けることで、自分の中のネガティブな感情が消えていきます。

自分の心が変われば、不思議なほど相手の感情も変わります。そして、すべてが良い方向へ転換していきます。「ミミテック内省法」や「ミミテックアファメーション」によるメンタルトレーニングで、精神的ストレスが解消するのはもちろん、人生の道が開け、人間として素晴らしい進化・成長を遂げることができます。

㈣ 発ガンの直接的原因になる身体的ストレスも解消する

☆身体的ストレスを溜めない

次のようなことに留意して、自律神経のバランス失調や悪玉活性酸素、低体温、低酸素、代謝力低下などによる身体的ストレスを溜めないようにします。

①働きすぎや運動のしすぎ、睡眠不足等の連続による疲労の蓄積を避ける
②肉や悪い油（揚げ物、トランス脂肪酸）を摂りすぎない
③冷やしすぎない（クーラー）
④夜更かしや不規則な生活（生活リズムの狂い）を減らす
⑤運動不足を解消する

☆発ガン性に直結する原因物質を避ける

ＤＮＡを傷つけ発ガン性のある環境的要因を避けるようにします。

①農薬
②除草剤
③合成食品添加物（亜硝酸塩などの発色剤、人工甘味料など）
④トランス脂肪酸（ジャンクフード、マーガリンなど）
⑤強力な人工放射線（被爆、ＣＴ、レントゲン）、放射能
⑥強い電磁波
⑦タバコの煙
⑧抗ガン剤
⑨環境ホルモン（ダイオキシンなど）
⑩石油から作られた日常生活用品（合成界面活性剤や農薬が主成分）
殺虫剤、消臭・殺菌スプレー、殺菌剤、シャンプー、ボディソープ、洗濯洗剤、食器洗剤

☆ガンを発症させない食生活を心がける

次にあるようなガンを発症させやすい食生活を極力避けるよう心がけます。

○ガンを誘引しやすい食事を避ける

①肉（牛、豚、鶏）を極力控える。悪玉腸内細菌を大量増殖させる肉は、腸内腐敗を引き起こし、大腸ガンの直接要因となりニトロソアミンを発生させる。

②肉の脂分、トランス脂肪酸（ジャンクフード、揚げ物など高温の油で揚げた食品やマーガリン）を食べない。腸と血液をベトベトに汚し、ガンの原因となる。

③農薬、除草剤、合成食品添加物が含まれる野菜、果物、穀物、加工食品を食べない。これらは全て石油から作られた化学合成物で発ガン性がある。

○ガンにならない食事

①玄米、雑穀食（無農薬栽培）を摂る。

②無農薬野菜を摂る。生食で生きた酵素を多く摂り入れることができる。食物繊維が多く善玉腸内細菌が増える。

③海藻を摂る。食物繊維、ミネラル、ビタミンが大量に含まれ腸をきれいにする。

④発酵食品を摂る。ただし、合成食品添加物が入っていない熟成された本物の発酵食品。

⑤タンパク質は青魚や大豆（豆腐や納豆）、卵（平飼い）で摂る。

㈤ミトコンドリアを活性化させ代謝力を上げる

正常細胞は無限増殖せず、あくまで構成する臓器や器官の一員として役割を果たします。ところが、ガン細胞はミトコンドリアが働かないために正常細胞が解糖系生命体に先祖返りして無限に増殖する変異細胞です。そのために臓器や器官が機能不全に陥ったり、血液を通して全身へ広がり死に至ります。

ガン細胞を発生させないようにする、あるいは発生したガン細胞を正常細胞へ戻したり消滅させたりするためには、ミトコンドリアを活性化させることが根本的解決策になることはすでに述べたとおりです。その方法については、2章で一部述べましたが、ここでさらに詳しく述べます。ポイントは次の7つです。

1　30代から徐々に少食に移行する
2　丹田呼吸を身につけ、少ない呼吸回数で大量の酸素を摂り入れる
3　水素を多く摂り入れる（抗酸化物質など）

4　酵素を多く摂り入れる
5　補酵素（ビタミン、ミネラル）を多く摂り入れる
6　ケイ素を摂る
7　手作り酵素を摂る

1　30代から徐々に少食に移行する

成長期の子ども時代や青年期は、解糖系エンジンがメインですから1日3食摂る必要があります。しかし、30歳を過ぎれば代謝中心のミトコンドリア系エンジンが中心になる時代へ移行していくため、徐々に少食に切り替えていく必要があります。とくに解糖系エンジンのエネルギー源である炭水化物を徐々に減らし、3食から2食へ、さらに1食へと少食にしていきます。そのほうがミトコンドリア系エンジンが活発に働き、長寿遺伝子サーチュインがスイッチオンになるので、細胞が若々しく、健康長寿となります。詳細は3章の「ミトコンドリアこそ若さと健康のカギ」で述べたとおりです。

2　丹田呼吸を身につける

ミトコンドリアは、酸素呼吸で生きています。酸素が無ければ生きていけません。とくに心臓や脳の細胞にはミトコンドリアが多く、1個の細胞中に3000～4000個存在します。ですから酸素不足の影響を受けやすく、酸素が供給されないと数分で即死します。

ミトコンドリアを元気にするコツは、3章「ミトコンドリアこそ若さと健康のカギ」で述べたとおり、もっとも深い呼吸になる丹田呼吸で、より多くの酸素を摂り込み、全身の細胞へ供給することです。

胸式呼吸は呼吸が浅いため、肺腔の20％しか空気の出し入れをしませんが、丹田呼吸を身につければ、大量の空気を出し入れでき、常にきれいな酸素を全身細胞へ送り届けることができます。呼吸の回数も少なくなるので、若々しく健康長寿となります。

3　水素を多く摂り入れる（抗酸化物質など）

ミトコンドリア内でエネルギー（ATP）を生産するクエン酸回路は、マイナス電子があって初めて回転しATPを生み出すことができます。このミトコンドリアのクエン酸回路に電子を供給するのが食物中の抗酸化物質内の水素です。水素は、原子核の周囲を一つの自由電子が回転しています。この自由電子ももらうことでクエン酸回路が回転し、ＡＴＰを作ることができるのです。

野菜や果物の中でとくに水素成分を多く含む栄養素がフィトケミカル（抗酸化物質）です。フィトケミカルにはポリフェノール、ベータカロチン、カロテノイド、ビタミンＡ・Ｃ・Ｅなどがあります。これらは主に野菜や果物の細胞質と細胞膜の間に存在します。たとえば、ブドウやブルーベリー、りんごなどの皮や皮に近い部分に多く存在しています。ですから、丸ごと皮まで食べることでフィトケミカルを摂取できます。

ではなぜ、野菜や果物の皮や皮に近い所にフィトケミカル（抗酸化物質）が多く存在するのでしょうか。

植物が紫外線にさらされると、活性酸素が発生し、植物の細胞が錆びつきます（酸化）。紫外線以外にも活性酸素を発生させる原因はありますが、その活性酸素を打ち消し、酸化を防ぐために植物自身が持っている物質がフィトケミカル（抗酸化物質）です。

人間にとっても活性酸素は老化促進やガン発生などの最大の原因です。ミトコンドリア系エンジンがエネルギーを作るときに酸素を使います。そこで必ず発生する活性酸素は、ウイルスや病原菌、ガン細胞などを殺す働きをしますが、過剰に発生すると正常な活性酸素

赤	トマト、梅干し、スイカなど（リコピン、カプサンチン）
オレンジ	人参、みかんなど（β・カロチン）
黄	タマネギ、バナナなど（フラボノイド）
緑	ブロッコリー、ピーマン、ホウレンソウ、オクラ、キュウリ、春菊など
紫	ナス、ブドウ、ブルーベリーなど（アントシアニン、ポリフェノール）
黒	ごぼう、さつまいも、じゃがいも、ゴマ、海藻など
白	大根、キャベツ、白菜、ネギ、キノコ、タマネギ、りんごなど

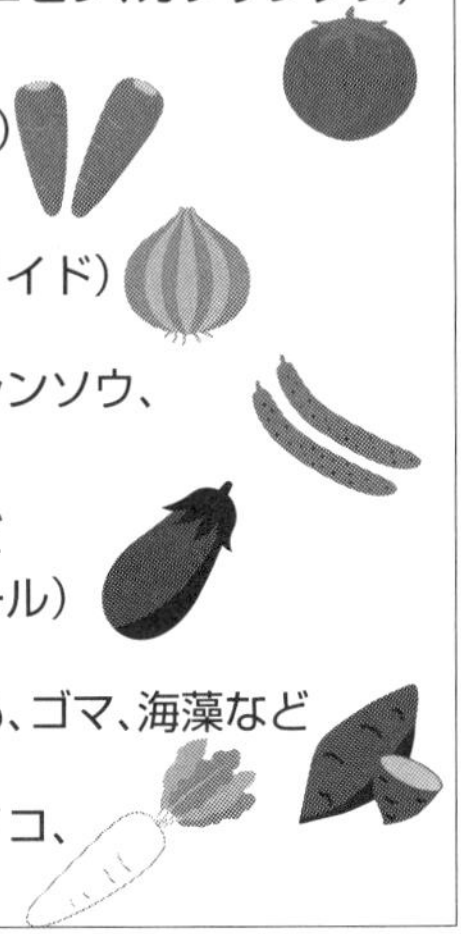

の100倍もの破壊力を持つ悪玉活性酸素（ヒドロキシルラジカル）が大量に生じます。この悪玉活性酸素こそが老化やガン、生活習慣病の直接的で最大の原因となります。この活性酸素を打ち消すのがフィトケミカル（抗酸化物質）です。

フィトケミカルの種類は数千以上もあり、一つの果物や野菜の中にポリフェノールだけでも約300種類、カロチノイドだけでも600種類以上含まれています。それでも1種類の野菜や果物を摂るより、複数の種類を摂ったほうがフィトケミカルを効果的に摂ることができます。目安として7色の野菜や果物をできるだけ多種類摂ると良いでしょう。

ただし、こうした食品からフィトケミカル

を効果的に摂るには、加熱したり、包丁で細かく切ったりすることは避けたほうがいいでしょう。

4　酵素を多く摂り入れる

酵素こそ、若々しく健康長寿するための最大の鍵です。三大栄養素（炭水化物、タンパク質、脂質）をいくら摂っても、酵素がなかったら肉体を作ることも、エネルギーを作ることも一切できません。食べた物を身体が利用できる栄養素にするための消化活動や、生命維持に欠かせない代謝活動には酵素の働きが欠かせません。本書で強調しているミトコンドリアも酵素が無いと働けません。

そもそも酵素には、消化酵素と体内潜在酵素の2種類があります。

消化酵素は、左頁の表にあるように、食物の中に含まれているものと、人の消化器官内に存在するものとがあります。

体内潜在酵素は私たちの身体の中で作られる酵素です。これには消化活動に関わる消化酵素と、あらゆる生命活動に関わる代謝酵素の2種類があります。体内に存在する消化酵素は左頁の表にあるとおりです。

■食物に含まれている消化酵素

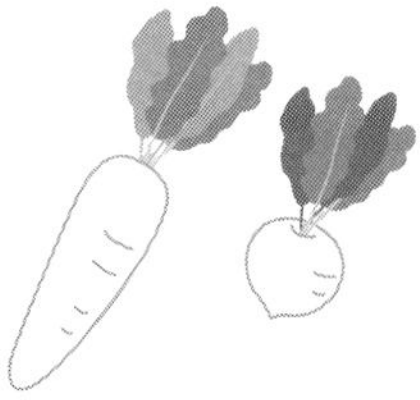

・ジアスターゼ

タンパク質や脂肪を消化する大根やカブに含まれている消化酵素。焼き魚に大根おろしを添えることで焦げにある発ガン性物質をジアスターゼが分解してくれる。

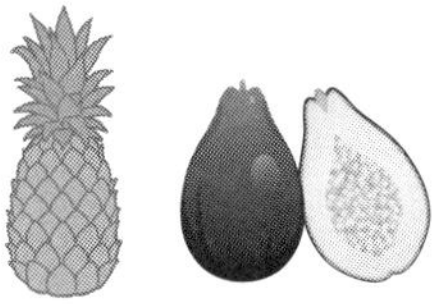

・パパイン

肉や魚のタンパク質を分解消化する酵素。パパイヤやパイナップルに含まれている消化酵素。

■人の消化器官内に存在する24種類の消化酵素

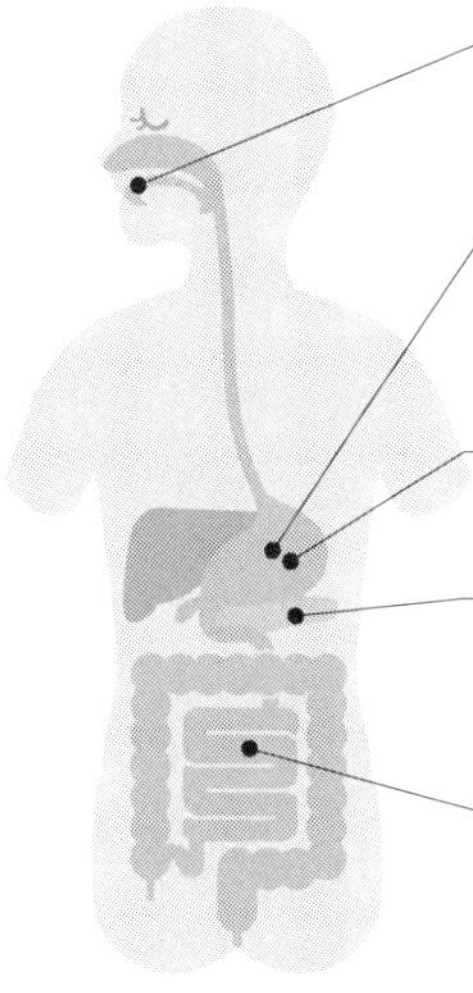

・アミラーゼ

唾液中の炭水化物を分解する消化酵素

・ペプシン

胃液にあるタンパク質を分解する消化酵素

・リパーゼ

胃液にある脂質を分解する消化酵素

・トリプシン

膵臓から分泌され、タンパク質を分解する消化酵素

・マルターゼ

小腸にある炭水化物を分解する消化酵素

など24種類

体内で代謝酵素が関係する対象は驚くほど多くあります。細胞分裂や細胞の再生、修復、入れ替えなどの新陳代謝、思考や運動などさまざまな生命活動に必要な活動エネルギーを作る解糖系エンジンやミトコンドリア系エンジンの働き、免疫力や自然治癒力、さらに排泄や細胞内の解毒などです。

私たちの体内には５０００種類以上の体内潜在酵素があります。なぜそんなにたくさんあるのかというと、１種類の酵素は一つの働きしかできないからです。しかも、体内潜在酵素を生産できる能力は年齢とともに衰えていきます。90歳では20歳の10分の1にまでダウンします。体内潜在酵素を作れなくなったときが寿命となります。

ですから、体内潜在酵素を無駄使いせずに節約することは、いつまでも若々しいままで健康長寿するためにとても重要です。

じつは人間は、１５０歳や２００歳まで健康長寿することは可能です。こう述べると「嘘だろ！　信じられない！」と思われるでしょう。たしかに、それが世間一般の常識ですから。

しかし、過去の歴史を紐解くと、必ずしも嘘ともオーバーともいえません。たとえば、わが国では日本書紀の記録によれば、２７００年ほど前の初代天皇である神武天皇は１２７

歳、6代孝安天皇は137歳、11代垂仁天皇は139歳、12代景行天皇は143歳、16代仁徳天皇は143歳と、現代の常識を超えた長寿です。

さらに、日本人には馴染みの薄い旧約聖書には、4000年前のテラ（アブラハムの父）は205歳、アブラハムは175歳、妻サライは127歳、息子イサクは180歳、イサクの息子ヤコブは147歳と記されています。同じ時代のバビロニアでも200歳まで長寿した人たちが多くいました。なぜ、4000年前は、そのような長寿が可能だったのでしょうか。考えられる要因は次のとおりです。

ⓐ生食（ローフード）を摂り、1日1食以下の少食であったため、体内潜在酵素が節約されていた。

ⓑ酵素と補酵素（ビタミン、ミネラル）が豊富に含まれた野菜や果物を主に食していたため、ミトコンドリア系エンジンと代謝活動がたいへん効率よく働いていた。

ⓒ長寿遺伝子が十分に働いていていた。

それぞれについて詳しく解説しましょう。

ⓐの生食とは新鮮な野菜や果物、木の実、魚介類などで、これらを生で食べると消化酵素を外から摂り入れることができ、体内潜在酵素を大幅に節約できます。煮たり焼いたり

の加熱料理ですと、食品中の消化酵素を構成するタンパク質の構造が変化してしまいます。実際には48℃から壊れはじめ、70℃でほとんど壊れてしまいます。

ですから、食物を加熱調理すると酵素を摂ることはできません。4000年前の料理は、現在のような加熱処理中心にはなっていませんでした。おまけに、4000年前の人々は1日1食以下の食事だったため、消化分解、吸収、排泄などに使われる体内潜在酵素の消費も少なかったことでしょう。

次はⓑについてです。当時のチグリス・ユーフラテス流域は現在のように砂漠化が進行したナイル川流域とは違い、水がとても豊かで、肥沃な土壌中には大量の土壌微生物が生み出すミネラルやビタミン、アミノ酸が豊富に含まれていました。その栄養素を吸収して育った野菜や果物には、当然たっぷりとミネラル、ビタミンといった補酵素が含まれ、フィトケミカル（抗酸化物質）も含まれていました。

ミトコンドリアがエネルギーを作るためには酵素と補酵素（ミネラル、ビタミン）の働きが必要ですが、酵素や補酵素が豊富な食べ物を主に摂っていたため、ミトコンドリアのエネルギー生産効率がたいへん良かったのだと思われます。

Ⓒの長寿遺伝子については、6章で改めて述べることにします。

5 補酵素（ビタミン、ミネラル）を多く摂り入れる

すべての代謝活動では、酵素と補酵素がタッグを組んで触媒として働きます。ですから、補酵素であるビタミンとミネラルがなければ生命活動は維持できません。

○ビタミンは補酵素としても重要

三大栄養素（糖質、タンパク質、脂質）が細胞内に運ばれた後、体のさまざまな組織を形成したり、エネルギーを作ったりするとき、潤滑油の働きをするのがビタミンです。ビタミンは、すべての代謝活動を担う酵素を助ける補酵素として重要な働きを担っています。たとえば、ビタミンがないとブドウ糖、脂肪酸、アミノ酸を分解してエネルギーを作る代謝活動は行なわれません。

ビタミンには13種類あり、大きくは水に溶けやすい水溶性ビタミンと油に溶けやすい脂溶性ビタミンに分類できます。

これらのうち、現代の日本人にとくに不足しているのは次のビタミンです。

①ビタミンB_1

ミトコンドリアがATPを作り出すときに働く酵素を補助するのがビタミンB_1です。こ

水溶性ビタミン

・ビタミンB群
（B_1、B_2、ナイアシン、パントテン酸、B_6、葉酸、B_{12}、ビオチン）
・ビタミンC

脂溶性ビタミン

・ビタミンA、D、E、K

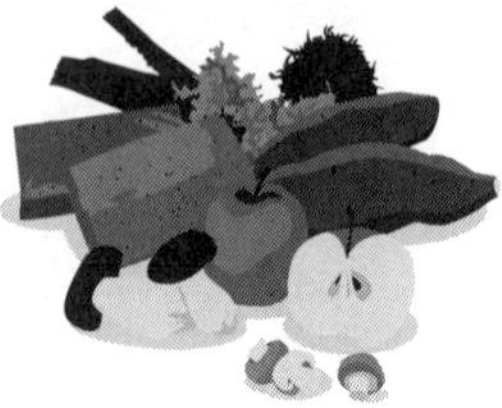

のビタミンは、米糠《こめぬか》に多く含まれています。その糠をそぎ落としたのが白米ですから、白米を食べている日本人はビタミンB_1不足になりがちなのです。

元禄時代から白米を食べるようになった江戸では、得体のしれない江戸病が流行りました。参勤交代で地方の藩から上がってきた武士たちがかかった病気です。地方に戻ると治るため、「江戸病」といわれていました。これはビタミンB_1不足からくる脚気《かっけ》でした。

現代は、ビタミンB_1が多く含まれる豚肉などの脂肪を多く摂るようになったため、脚気は減りましたが、それでも脚気に近い症状として手足のしびれや疲労感、息切れ、動悸などが現われることがあります。これはビタミンB_1不足で、ミトコンドリアのATP作りが弱体化しているからです。ビタミンB_1を多く含む玄米や全粒穀物、大豆、ゴマ、コンブ、のり、豚肉などを多く摂る必要があります。

②ビタミンB_6、パントテン酸、ビオチン、ビタミンK

ビタミンB_6、パントテン酸、ビオチン、ビタミンKは、食物から摂り入れる以外に、腸内細菌も生産しています。ところが、腸内細菌が減少し悪玉腸内細菌が増加して腸内腐敗を起こすと、善玉腸内細菌の働きが弱まり、ビタミンB_6、パントテン酸、ビオチン、ビタミンKの生産が減ってしまいます。

とくにビタミンB_6は、精神安定ホルモンの王様であるセロトニン合成に欠かせない重要なビタミンで、脳神経の発達にも欠かせません。現在、うつ病患者110万人、うつ傾向のある人が1000万人といわれ、さらにこの傾向は進行中ですが、うつ病の大きな原因の一つが精神安定ホルモンのセロトニンが不足することです。

セロトニンはタンパク質のトリプトファンから合成されますが、そのとき関わるビタミンが多い順にB_2→B_6→ナイアシンです。ところが、善玉腸内細菌の減少によってB_6が減少することで、セロトニンの合成も低下してしまいます。B_6が多く含まれている青魚を摂ることと、善玉腸内細菌を増やすことが大切です。

ちなみにパントテン酸は抗ストレスビタミンの働きもしています。

③ナイアシン

セロトニンを合成するために必要なB6とともに欠かせないビタミンがナイアシンです。青魚、大豆、果物に多く含まれています。

④ビタミンB12

貧血、不眠症、認知症の原因の一つにビタミンB12不足があります。このビタミンB12を補う食品は発酵食品や魚介類です。発酵食品の場合は、微生物がビタミンB12を産生しています。

○ミネラル不足でミトコンドリアの働きが低下

人体は96％が酸素、炭素、水素、窒素の4元素で出来ています。残りの4％が50種類の元素で、無機質のミネラルです。

ミネラルも、ビタミンと同じく3大栄養素（糖質、タンパク質、脂質）が体を作り、エネルギーになるための潤滑油として働きます。また、体内の代謝活動に触媒として働く酵素を助ける補因子としての働きもあります。

ミネラルは、過剰に摂りすぎても不足しても良くありません。どちらも病気の原因になります。現代人はナトリウムを過剰に摂りすぎていて、高血圧や脳卒中などの原因となっています。しかし、必要なミネラルの多くが食品中に極度に不足しているため、たくさん食事を摂っていても代謝活動は低下し、ミトコンドリアは十分に働けなくなっています。

このことに気づいた米国では、戦前と比べて野菜の摂取量を2倍にしています。とくにインテリ層は、肉食を極端に減らし、ミネラルをたっぷり含んだ野菜の摂取量は数倍になっています。しかも、生野菜、生果物食といったローフード化も進んでいます。それによってミトコンドリアが活性化したことが、数百万人のインテリ層がガンや生活習慣病を克服した大きな要因の一つです。

ところが日本では、食物繊維がゼロの肉食が増加する一方で、野菜や海藻の摂取量は戦前と比べて半減しています。しかも、スーパーの野菜に含まれるミネラル量は戦前の野菜の数分の一です。それは、土壌中のミネラルが極端に減少しているからです。

土壌中のミネラルを産生しているのは、土壌中に住む微生物群です。戦前までは土壌1グラム中に数十億個以上の微生物が存在していました。ところが、戦後は米国から入ってきた農薬や除草剤、化学肥料を積極的に使うようになり、田畑の微生物群が極端に減少してしまいました。その結果、ミネラルが数分の一しか含まれない野菜がスーパーの店頭に並ぶようになったのです。

しかも、主食の米、パン、麺類は精製することでミネラルを捨ててしまいます。また、国の方針で普及させた食塩（塩化ナトリウム）と白砂糖にはミネラルが含まれていません。それどころか、食塩の摂りすぎが高血圧を招き、白砂糖の摂りすぎが糖尿病や虫歯、水虫、感染症（ウイルス、病原菌）などに対する免疫力低下を招いてしまいました。

スーパーにある冷凍食品、レトルト食品、水煮食品にはミネラルがほとんど入っていません。冷凍食品を多く使う外食産業の食事もミネラルが極端に不足しています。加工食品は合成食品添加物「リン酸塩」が多く使われ、ミネラルの吸収を阻害します。

ミネラル不足を手っ取り早く補うには、玄米、全粒小麦、雑穀、天然塩（自然海塩や岩塩）、粗糖（きび糖やてんさい糖）に戻せばいいのです。天然塩なら減塩する必要もありません。

私は20年近く全国の子どもたちの能力開発や学習指導を行なってきましたが、そのなかで気付いたことがあります。それは年々、学習障害や多動性、高機能自閉症、アスペルガー症候群、広汎性発達障害などの発達障害が増加していることです。今や小中学生の1～

2割にも及び、落ち着きの欠如や無気力、集中力欠如などまで含めると、子どもたちの半数近くが障害を抱えていることになります。

その原因は、5章、6章で後述しますが、脳毒、神経毒となって体内に蓄積されている重金属や有毒な化学物質にあることがわかってきました。ですから、これらを排毒（デトックス）する必要があります。そのためにはミトコンドリアの活躍による代謝活動が絶対必要条件です。現代の大人も子どもも、ミトコンドリアを活性化させる酵素と補酵素（ビタミンとミネラル）が極端に不足しています。

私はこの10数年間、学習指導の一環としてミネラルの補給をすすめてきました。その結果、子どもたちの学習障害や各種発達障害は確実に改善しています。ミネラルをサプリメントで補給する人がいますが、私は経験上おすすめしていません。サプリメントは、加工品であって自然界にはまったく存在しない食品だからです。私のやり方は、酵素や補酵素であるビタミンやミネラルをたっぷり含んだ天然素材を使って自分たちで手作り酵素を作ってもらい、摂取してもらうことです。アミノ酸、脂質、糖質、抗酸化物質などの栄養素も豊富です。詳しくは、この後の「7　手作り酵素を摂る」を参考にしてください。

子どもの障害だけでなく、大人のうつ病や冷え性、肥満や生活習慣病の原因の一つもミトコンドリアの不活性です。この場合も、ミネラルを多く含む食品を摂ったり、手作り酵素を摂ることでミネラル不足を補うことができます。

○日本人にとくに不足しているミネラル

日本人にとくに不足しているミネラルの代表は、カルシウムとカリウム、鉄、マグネシウムです。

・カルシウム

健康で丈夫な骨や歯を作るのがカルシウムです。体重の1~2%（1キロ前後）を占めていて、その99%は骨と歯に存在しています。多雨気候の日本は雨で土中のカルシウムが流出しやすいため、日本の土壌にはもともと不足しています。そのうえ化学肥料が多用されると、作物のカルシウムはますます少なくなります。

カルシウムはリンと1対1で結合し、リン酸カルシウムとなって骨や歯を作ります。ところが、農作物に多用される化学肥料や、食品添加物が含まれる加工食品や外食にはリンが多く、過剰摂取しています。そのために、カルシウムとリンのバランスが崩れ、骨に貯蔵していたカルシウムを放出してしまいます。

牛乳を摂りすぎると一気にカルシウムが増えるため、その反動で骨からカルシウムが血液中へ流れ出てしまい、かえってカルシウム不足を招きます。骨粗鬆症にもつながります。しかも、日本人の9割は牛乳の乳糖を分解する酵素（5歳から減少）が無いために腸内環境も悪くします。

インスタント食品や甘い清涼飲料水はカルシウムの吸収を阻害するため、これらもカルシウム不足の原因になります。

ですから、カルシウム不足を防ぐには、こうした食品の摂取を控えるとともに、カルシウムを多く含む食品の摂取を心がけることです。カルシウム含有量の多い食品は、ひじき、ごま、こんぶ、わかめ、桜エビ（干しエビ）、チーズ、ヨーグルト、しらす干しなどです。

・カリウム

カリウムはナトリウムとともに体液の主要な構成成分です。細胞内の水分にカリウムが存在し、細胞外の水分にナトリウムが存在することで細胞内外の浸透圧が一定に保たれます。

ところが、現代人はナトリウムの過剰摂取とカリウム不足の傾向があり、細胞内外の浸透圧のバランスが崩れています。その結果、高血圧、不整脈、心不全などを発症しやすくなっているのです。

ナトリウム過多の原因は食塩（塩化ナトリウム）の摂りすぎであり、カリウム不足は精製食品や肉類、インスタント食品の摂りすぎです。しかも、野菜のミネラル分が極端に減少していて、もちろんカリウムも減少しています。

ですから、カリウムを多く含む食品である、わかめ、こんぶ、ひじき（干）、のり、大豆、小豆、豆類、アボカド、桜エビ（干エビ）、ごま、芋類、パセリ、よもぎ、自然栽培野菜などを意識して摂るようにすることが必要です。

同時に、食塩を避けて天然塩（自然海塩）を摂れば、ナトリウム過多とはなりません。

・鉄

鉄は、酸素を運搬するヘモグロビンの成分です。ですから、鉄分が少ないと血液を通して酸素が十分に運ばれないため、細胞は酸欠を起こし、貧血状態になります。とくに女性に多く見られます。

鉄を多く含む食品としてダントツに多いのがひじき（干）で、その他に、のり、ごま、大豆、小豆などにも多く含まれます。

・マグネシウム

マグネシウムは、その半分以上が骨に存在し、カルシウムとともに骨を形成しています。また、マグネシウムは体内の300種類以上の酵素の働きを助ける必須のミネラルですし、ミトコンドリアによるエネルギー生産、タンパク質の分解、体温調整、血圧調整、神経伝達、神経の興奮抑制、筋肉収縮など、さまざまな生命活動を支える働きもしています。とくにミトコンドリア活性化には、マグネシウム中心のミネラルの働きが欠かせません。

骨の形成においては、マグネシウムとカルシウムのバランスがとても大事で、その割合はカルシウム対マグネシウムで2対1が基本です。また、マグネシウム不足は、高血圧や不整脈、心臓病、イライラ、不安感、抑うつなどの精神疾患や神経障害の原因にもなります。

非ストレスホルモンの合成には大量のマグネシウムが必要ですが、日本人がストレスを抱えやすい原因の一つは、マグネシウム不足も関係しています。マグネシウムが不足すると、カルシウムが細胞内で石灰化し、情報伝達系、神経系、免疫系に異常や障害が起こることもあります。

マグネシウムを多く含むごま、ひじき（干）、わかめ、玄米、納豆、カキ、ピーナッツなどを摂るようにしましょう。

6 ケイ素を摂る

ケイ素は、地球の地殻を作る物質のなかで酸素の次に多い元素です。英語名はシリコンです。自然界には石英などの酸化物として存在しており、ケイ素の純度が99％以上の石英の結晶が水晶です。

ケイ素は原子番号が14で、原子核の周囲を電子が3層で回転しています。もっとも内側の層に2個の電子、中側の層に8個の電子、もっとも外側の層に4個の電子があります。この外側の4個の電子が自由電子として、ミトコンドリアの発電機クエン酸回路に供給されると水素電子1個の4倍のエネルギーを発生させます。

そのため、ケイ素を多く含む食物などを摂ることで、ミトコンドリアのエネルギー生産効率は一気に高まります。逆にケイ素が足りないと、ミトコンドリアの働きが低下し、体内で活性酸素を大量発生させます。そのとき、活性酸素の1～2％は100倍強力な酸化（老化）をもたらす悪玉活性酸素になります。

3章でも述べたように、活性酸素が大量発生する原因となる生活（食べすぎ、睡眠不足、喫煙、精神的ストレス、過労や激しい運動などの肉体的ストレス、農薬、合成食品添加物、医薬品、各種化学物質など）をしているうえにケイ素が不足すると、ますます細胞膜や組織が破壊され、ガンや脳梗塞、心筋梗塞、糖尿病、アトピー、認知症、シミやしわ、骨粗しょう症などを発症しやすくなります。

良質のケイ素が多く含まれる食物としては、農薬や除草剤、車の排気ガスのない自然界のよもぎ、すぎな、イタドリなどの山野草、昆布、ひじき、わかめなどの海藻類、根菜類などがあります。

さらに、生命力の源である古いソマチッドを大量に含むケイ素を摂取することは、老化を防ぎ、いつまでも若々しさを保つ究極の秘訣です。詳細は後章で説明します。

7　手作り酵素を摂る

ミトコンドリアをいち早く、ダイレクトに活性化させるために手作り酵素が効果的であることはすでに述べましたが、この酵素を利用する方たちが全国に広がっています。手作り酵素には、ミトコンドリアを活性化させるために必要な抗酸化物質（フィトケミカル）、酵素、補酵素（ミネラル、ビタミン）、ケイ素、ブドウ糖、果糖、生命エネルギー、アミノ酸などが大量に含まれています。

市販の酵素飲料もたくさんありますが、実際には酵素がほとんど破壊されています。日本では食品衛生法により販売する前に62℃で30分以上の加熱殺菌処理をしなければなりません。せっかく熟成発酵させた素晴らしい酵素飲料なのに、肝心な酵素を殺してしまっているのです。日本酒も同様に加熱されるため酵素は死んでいます。

酵素を自分で作って飲めば、酵素を破壊する加熱殺菌はせずにすみます。酵素が生きたまま大量に、しかも作る人の有益な常在菌や生命力の源である超極小生命体のソマチッドが多く入っています。

私は18年前から本格的に手作り酵素をスタートしました。45年以上前に手作り酵素を開発した北海道帯広市の河村文雄会長（十勝均整社）との出会いがきっかけでした。季節によって、幾種類もの手作り酵素を作れますが、そのなかでもケイ素や古代のソマチッドがとくに多く含まれていて強いパワーをもつのは次の2つです。ひとつは、山野草や薬草、木の新芽など55種類ほどで作った野草酵素です。もうひとつは、山奥の本柚子をメインにした50種類ほどの無農薬果物や穀物、いも類、野菜（葉もの以外）などで作った晩秋の本柚子酵素です。

私は、朝食と昼食は摂らず、手作り酵素のみを飲んでいます。夜のみ一食摂り、食後に酵素を飲みます。お陰で毎日、少ない睡眠時間で人の2倍の時間、大好きな仕事をしています。

食後に手作り酵素を飲めば、消化を助け、善玉腸内細菌を増やし、腸内環境を整え、代謝力を上げてくれます。食前や空腹時に飲むと、すぐに小腸から吸収され、数分で全身細胞に酵素が届きます。それによってミトコンドリアが活性化して大量のエネルギー（ATP）が産生されるため、身体は熱く感じるほどポカポカします。

「手作り酵素10日断食」をしていただき、患部に手作り酵素と大量のケイ素と原始ソマチッド（数億年前のソマチッド）をミックスした湿布シートを24時間当てることで、ガンを早く自然消滅させることも期待できます。

㈥ミトコンドリアの量を増やし、働きを高める秘訣

すでに述べたことで、重複しますが、とても重要なことなので、もう一度確認しておきます。

ミトコンドリアが多い組織は、四六時中休まず働き続ける器官や持久力が必要な筋肉（赤筋あるいは遅筋）です。魚でいえば、マグロやカツオなどの背の青い回遊魚の筋肉です。一瞬たりとも休憩せず、一生涯、エラから酸素を取り込みながら、泳ぎ続けます（回遊）。

人間の場合は心臓の筋肉が最大の赤筋で、その細胞にもっとも多くのミトコンドリアが存在します。次にミトコンドリアが多いのは眠らない脳の細胞です。眠るのは表層脳である大脳新皮質のみで、深層の脳は24時間働いています。その次に多いのは、末梢神経に至るまでの神経細胞や小腸です。

ミトコンドリアが働けば、エネルギーが大量に作られるため、その箇所の体温は高く維持されています。体温が高い人ほどガンになりにくいのは、ミトコンドリアが活発に働いているからです。反対に体温の低い人（35℃台以下）ほど、ガンになりやすい傾向があります。

心臓や小腸、脳の神経細胞、全身の神経細胞や筋肉はガンになりませんが、その理由もミトコンドリアが大量に存在し、温度が高いからです。「ガンは先祖細胞への元返り」といわれるように、ミトコンドリアの働きが低下して細胞がエネルギー不足になったとき、少しでも延命しようとして解糖系細胞に戻ることでガン化が起こるのです。

細胞のガン化を防ぐにはミトコンドリアの数を増やし、活動を活発化させることです。そうすれば、ガン細胞は元の正常細胞へ回帰していきます。

私たちが自分の意志で、しかも早くミトコンドリアを増やし、体温を高めることができる組織は唯一、筋肉です。筋肉には解糖系エンジンの白筋とミトコンドリア系エンジンの赤筋の2種類がありますから、赤筋を鍛えるのが効果的です。それには、有酸素運動であるスロートレーニングがもっとも向いています。しかも、空腹時にスロートレーニングをするのがコツです。

㈦200歳長寿を可能にする「超極小生命体ソマチッド」の秘密

☆超極小生命体ソマチッド

ソマチッドを最初に発見したのは、フランス生まれの生物学者ガストン・ネサン（1924〜2018年）です。ネサンは、第二次世界大戦中に生命体が生きたまま観察できる3万倍の高性能顕微鏡「ソマトスコープ」を開発し、血液中を動き回る赤血球よりはるかに小さいソマチッドという極小の生命体の存在を確認しました。

ソマチッドの大きさは0・3〜50ナノメートルです。1ナノは100万分の1ミリですから、8ミクロン（1000分の8ミリ）の大きさの赤血球の1000分の1前後という極小の大きさです。ウイルスよりはるかに小さい存在なのです。

このソマチッドは、人体はもちろん、動物、植物の樹液、鉱物からも発見されています。そして、ソマチッドは永遠不滅ともいうべき有機体であることがネサンの実験でわかっています。さらにネサンは、ソマチッドは遺伝子DNAの前駆物質でもあり、遺伝子情報を持っているとも述べています。

ネサンによると、ソマチッドは5万レム（放射線の生物学的効果を考慮した場合の吸収線量を表わす単位）の強力な放射線を照射しても死ぬどころか、さらに元気になります。1000℃以上の高熱でも死なず、紫外線を当てても、強烈な酸につけても、強力な遠心分離機にかけても死にません。抗生物質もまったく効かず生長し続けました。

それほど強い生命体であるはずなのに、ソマチッドは環境が悪化するとケイ素の殻で身を包んで閉じこもり、クリスタルのように固まってしまうというのです。この殻はダイヤモンドカッターでも切れないほど硬く、たとえば人間が死んで火葬されても、灰の中で生き続け、死ぬことはありません。土の中でも何千年も何万年も何億年も生き続けています。

水に触れると眠っていたソマチッドは水の中に溶け出します。その水が植物の根っこなどから吸収され、その植物を人間が食べることでソマチッドは再び人体に取り込まれます。

☆シュバイツアー博士もソマチッドの存在に気づいていた

ソマチッドは太陽エネルギーを受けて賦活化《ふかつか》することや、人体内ではポジティブな感情や意識に共鳴し活性化することも報告されています。逆に、ネガティブな感情や自己中心的な意識下では不活性になります。どうもソマチッドは、宇宙の肯定的な意識を持つ意識体としての生命体のようなのです。

じつは、あのシュバイツアー博士の文献の中に、ガストン・ネサン以前にソマチッドの存在を予見した次のような記録があります。

「われわれ人間が肯定的な考えや否定的な考えをもつことにより、体内に存在する極小生命体も明らかに変化する。また、ある検体を観察する際、その検体に対して肯定的な感情をもって接すると、その中に含まれる微小生命体も明るく輝く」

さらに、ガストン・ネサン以前に、ソマチッドという超極小生命体を突き止めていた学者が米国にいました。1930年代に米国で活躍したロイヤル・レイモンド・ライフ博士です。博士は、3万倍以上に拡大できる顕微鏡を独自に開発し、生体や血液中に極小生命体が存在することを発見しました。

しかも、ライフ博士はこの極小生命体が活性化する装置を開発し、末期ガン患者16人全員を治してしまいました。「血液中に赤血球の100分の1という極小の物質が大量に出てくると、ガンをはじめ、さまざまな病気が治る」ことを発見したのです。

博士はこのことを医学雑誌に発表しましたが、あまりに突飛すぎて、当時の医学会から完全に黙殺されてしまいました。

他にもドイツやフランスで、ソマチッドの存在に気づいている生物学者たちがいました。

☆ソマチッドは遺伝子情報をもっている

ネサンの発見で画期的だったのは、「ソマチッドはDNAの前駆物質であり、意志や知性を持っている」ことを明らかにしたことです。

20年前から、1000件以上の動植物や鉱石の中のソマチッドについて研究している東《あずま》学《まなぶ》工学博士は、ネサンの研究をさらに発展させました。東博士がたどり着いた結論は、「動植物や鉱石など地球上のあらゆる生命体には、永遠不滅の生命体ソマチッドが関与しており、生命にエネルギーを与えているのはこのソマチッドに他ならない」というものです。

さらに、太陽光などの赤外線がソマチッドに照射されると、ソマチッドを抱き込んでいる殻を構成しているケイ素原子からマイナス電子のエネルギーが照射されます。この電子エネルギーは体細胞や白血球、赤血球、リンパ球などを活性化するので、生命力が高まり、自然治癒力が増大するといいます。

これまでの研究を総合しますと、ソマチッドは生体内が酸化したり、ネガティブ感情に支配されたりすると、ケイ素で身を包み閉じこもってしまいます。そのまま尿中から排泄され、体外に出ていってしまうこともあります。

健康な人の血液では、数多くのソマチッドが認められ、位相差顕微鏡で見ると、血中にびっしりうごめいていることがわかります。ソマチッドが赤血球の膜を簡単に通過することもわかっています。ソマチッドは太陽光や遠赤外線、マイナス電子、光の粒子（フォトン）、気のエネルギー、放射線を浴びると活性化することもわかっています。

ソマチッドは超極小生命体ですが、細胞のような核はなくＤＮＡもありませんが、遺伝子情報をもっているため、ＤＮＡの前駆体として細胞のＤＮＡ形成に関与しているのではないかと考えられています。

ネサンやシュバイツアー博士が考えたように、ソマチッドは人間の意識や感情にデリケートに反応して活性化したり、不活性化したりすることは先述したとおりです。ガン細胞に対しては、ソマチッドがガン細胞に正常な情報を与え、本来の細胞に戻す働きをすると考えられています。

ソマチッドはDNAの前駆体ですが、このことはすべての細胞が赤血球から作られることを示しています。これは、学会を二分するほど激論が交わされた「腸管造血説」「赤血球分化説」（生物学者で岐阜大学教授だった千島喜久男医学博士が提唱した説）の正当性を裏付けることになります。

それまでは細胞の繁殖は細胞分裂によるという考えが定説でしたが、千島博士は1940年、すべての細胞は赤血球から分化して生まれるという「赤血球分化説」を唱えました。当時は、とんでもないと否定されましたが、ソマチッドの存在を前提にすれば、「赤血球分化説」が正しいことになるでしょう。

☆NASAがもっとも深くソマチッド研究を行なっている！

平成3年に長年NASAで研究活動をしていたある日本人科学者が帰国後に発表した文

献があります。そこにソマチッドについて次のように記されています。

「気（宇宙エネルギー）を放射すると、細胞核膜内のDNAの周辺に存在する極小粒子がキラキラ光り輝きだす。まるで眠っている遺伝子のスイッチが目覚めたかのように。そして、細胞の活性化と長寿をもたらすかのように」

このことはNASAに所属している間は発表できず、NASAを離れ帰国して初めて発表するにいたったと述べています。この科学者は「ソマチッド」という名称は使わず、気（宇宙エネルギー）に反応する不思議な小さな生命体としか表現していませんが、明らかにソマチッドの存在を指摘していると考えて間違いないでしょう。

私がこの文献を読んだ当時、ソマチッドのことを十分理解していなかったため、真意をつかむことはできませんでした。しかし今になって思えば、NASAがソマチッドの研究を秘密裏に進めているということを伝えていたのです。

☆生命力の源はソマチッドにあった

私は、あまりの疲労で体力が低下したときは、丹田呼吸で気のエネルギーを充填《じゅうてん》するようにしています。年中、土日祝日とその前後の日は、セミナーを全国主要都市で主催し、朝

10時から夕方7時まで（ときには夜10時まで）座ることもなく、立ちっぱなしで講演し続けています。マイクは使いません。年間で160日は、このようなセミナーを行なっていますが、まったく疲れません。

丹田発声で講義をし続けていると、全身が空間の気のエネルギーに満たされるため疲れを感じません。背骨の基底部（基底チャクラ）からエネルギーが湧き上がり、背骨に沿ってエネルギーが上昇し、全身がエネルギーに満たされるからです。

以前の私の基礎体温は36・5℃でしたが、丹田発声で講義を行なうようになったころから37℃まで上昇し、赤ちゃんと同じ基礎体温になりました。丹田呼吸や丹田発声を続けていると、なぜこのようなことが起こるのか、ずっと不思議でなりませんでした。

人体内でエネルギーを作り出し体温を維持しているのは細胞内にあるミトコンドリア系エンジンですが、もう一つ「気」でエネルギーを作り出しているエンジンがあるのではないかと私は考えてきました。しかし、そのメカニズムは、長年謎のままでした。

それが、ソマチッドの存在を知るにおよんで、本当の秘密が明らかになってきたのです。

私が丹田呼吸や丹田発声で気のエネルギーを体内に充満させると、体内のソマチッドが活性化し蠢動《しゅんどう》します。実際にソマチッドの研究者である波多野昇氏に位相差顕微鏡で私の血液を観察してもらうと、血液中のソマチッドは他の人と比べて非常に多く、そのソマチッドが赤血球の中から頻繁に現われては蠢動していました。

ソマチッドが蠢動するとマイナス電子が発生しますが、その電子がミトコンドリアに供給されることでミトコンドリアはより多くのエネルギー（ＡＴＰ）を生産します。そのエネルギーによって基礎体温が上昇しますし、数日間連続して終日セミナーをこなしても奇跡的に短時間で疲労回復できるようになります。

私は以前から有酸素運動を中心に体を鍛えています。体脂肪率は７％前後で細身の筋肉質ですが、ミトコンドリアによるエネルギーの生産効率が良いからだと考えていました。それは確かなのですが、私が一日一食未満の少食でも十分パワフルに活動できる最大の理由は、ソマチッドが活性化し、ミトコンドリアによるエネルギーの生産効率がより高まっていることにありました。

私の体内のソマチッドを増やしているのが、長年愛飲している手作り酵素です。私は18年間にわたり、朝昼夜と手作り酵素を愛飲しています。山奥で採取した55種類の野草で作る手作り野草酵素や、10種類の無農薬材料で作る梅酵素、50種類の無農薬材料で作る秋酵素などを自ら作って飲んでいます。この酵素にソマチッドがたくさん存在しています。

さらに、数年前からソマチッドとケイ素が大量に入った石英斑岩の「大地の精」を摂ったり、数億年前のソマチッドが世界一大量に含まれる樹齢千年木の木曾ひのきなどに含まれる「森の香り精油」を吸引したりしています。

☆ガストン・ネサンの免疫強化剤「714X」

ガストン・ネサンは、アジアのクスノキの樹液（樟脳）にミネラル塩と18種類の微量元素を加えて配合した免疫強化剤「714X」を開発しました。これを1000人の末期ガン患者にリンパ腺注射してガン治療を行ないました。

その結果は、なんと50％の人たちが3週間で完治し、25％の人たちは痛みが緩和したり延命効果が見られたりしました。有効率75％という驚くべき効果が認められたというのです。もし、これらのガン患者が西洋医学による抗ガン剤治療とガン手術、放射線という3大ガン治療を受けていたら、完治や緩和の効果はわずかしかなかったでしょう。

ところが、この「714X」は医薬品としては認可されず、医師免許を更新していなかったネサンは薬事法と医師法違反に問われました。高額な手術や抗ガン剤、放射線治療を優先する現代医療側から見ると、ネサンの免疫強化剤はあまりに格安で簡単なものだったため認められなかったのでしょう。「714X」は、医師会や製薬業界の既得権益を阻害すると決めつけ、フランス医師会はネサンを国外追放しました。

ネサンはやむなく、フランス語圏であるカナダのケベック州に移住しましたが、そのときネサンはすでに40歳でした。移住先のカナダでも714X（免疫強化剤）で多くのガン患者を治しましたが、カナダの厚生省・医師会・製薬会社によって弾圧裁判を受け、1989年5月に逮捕されて1カ月間独房生活を強いられ、終身刑を言い渡されます。しかし、世界中の仲間の医師や救われた患者たちが立ち上がり、無罪を勝ち取ることができました。

ネサンが開発したガン細胞を消す免疫強化剤「714X」の成分は、クスノキの樹液である樟脳にミネラル塩、18種類の微量元素を加えたものです。その最大の秘訣は、クスノキの樹液に含まれる大量の古代ソマチッドにあります。さらに、ミネラル塩や18種類の微量元素はミトコンドリアの代謝活動を促進し、細胞を活性化させ免疫力を高める働きをするものと思われます。

ガン細胞は、ミトコンドリアの働きが不活性になり、解糖系中心の細胞へと先祖返りすることで延命しようとするプロセスで発生することは何度か述べてきましたが、そもそもガン細胞は有毒物質を出すなどして人間に急に死をもたらすのではありません。10年、20

年かけて増殖し、臓器や器官に機能障害を起こし、臓器不全に陥れて死をもたらします。

ですから、ガンの発生から死に至るまでの間に、ガンの原因になる生き方（精神的ストレス、肉体的ストレス）や食生活（動物性タンパク質や悪い脂などの摂りすぎ）、DNAを傷つける各種の化学物質の摂取などを改善してガンの根本原因を取り除けば、進行を止めることができます。さらに、ソマチッドを増やして活性化させれば、ミトコンドリアによる代謝活動がますます活発化し、ガン細胞が消えていきます。

☆人体内（細胞内や血液中）でソマチッドが不活性になる要因

細胞内や血液中のソマチッドは次のような環境に置かれると不活性となり、働かなくなります。さらにはケイ素の殻に閉じこもったり、体外へ逃げ出したりします。

①化学物質の体内蓄積

農薬や除草剤、医薬品、合成食品添加物、ダイオキシンなどの環境ホルモン、予防接種・ワクチンなどに含まれる有機水銀（メチロサール）や水酸化アルミニウム、有害金属（ヒ素、カドニ

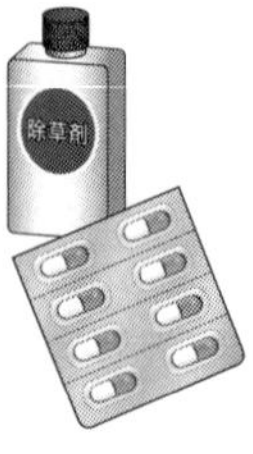

ウム……）、有害電磁波などが体内に蓄積する。
②精神的ストレスやネガティブな感情が溜まる
我慢、不安、恐怖心、イライラ、悲しみなどが溜まる。
③肉体的ストレスが溜まる
過労や睡眠不足が蓄積する。

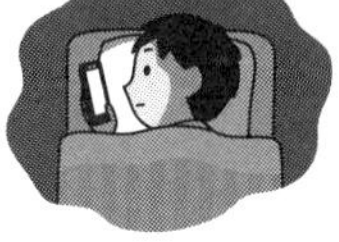

現代人は、最もソマチッドが不活性になりやすい心身の生活環境の中にあります。
反対に、細胞内や血液中のソマチッドは左記にあるような条件下では活発に躍動しながら働き、ミトコンドリアに電子を大量に供給します。

①気のエネルギー（宇宙エネルギー）
気功、丹田呼吸や丹田発声で気のエネルギー（宇宙エネルギー）を取り入れる
②マイナス電子
水素（抗酸化物質、水素水）からのマイナス電子、ケイ素から大量のマイナス電子
③ポジティブな感情、無私の愛（無条件の愛）

④純真無垢な（幼子のような）心、ワクワク・ドキドキ・ウキウキ・ときめき人生、何事にも縛られない自由な心と生き方
⑤宇宙意思に基づいた信念
⑥ポジティブな言霊発声
ありがとう、感謝、真我、般若心経の丹田発声
⑦ホルミシス（自然界の微量放射線）
ラジウム鉱石から発するラジウム岩盤浴（温泉）、ラドン浴（温泉）
⑧遠赤外線や朝の太陽
⑨フォトン（光）エネルギー

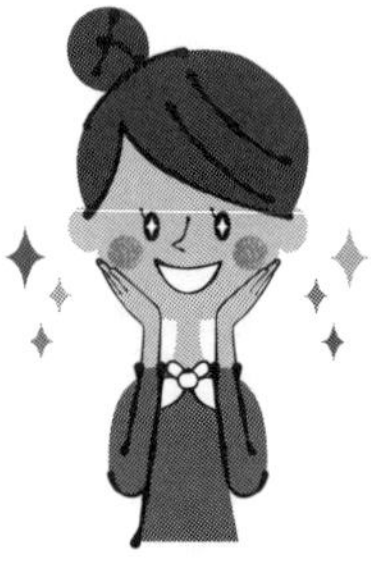

☆ソマチッドの種類

ソマチッドは、自然環境の中では古いものほど強力なパワーを有しています。逆に、新しいものので、環境が悪いほどパワーは弱くなります。その意味で、大きく４つのタイプに分かれます。

ⓘ現代ソマチッド

一般的にすべての動植物の体内に存在しています。ところが、農薬や除草剤の影響で農作物の体内ではパワーダウンしています。私たちの体内でも、合成食品添加物の大量摂取や合成界面活性剤などの入った日常生活用品、環境汚染下や有害電磁波などの影響によりパワーダウンをしています。スーパーの野菜、果物などに含まれるソマチッドのほとんどは現代ソマチッドです。

ⅱ 優良現代ソマチッド

化学物質や環境汚染がない優良な国や地域のソマチッドで、パワーは比較的強くなっています。自然栽培か無農薬有機栽培の野菜、果物、穀物や海洋汚染されていない海藻にも多く含まれています。

ⅲ 古代ソマチッド

北海道八雲地方に露出している2500万年前の貝化石や、数百万から数千万年前のケイ素の化石の中などに存在しています。また、深山の野草や清水にも存在しています。優良現代ソマチッドよりも小さく、パワーはかなり強くなっています。

ⅳ 原始ソマチッド

太古の地球のマグマ内に大量に存在していた原始ソマチッドが数億年前に冷え固まって

できた火成岩（花崗岩）に多く含まれています。他のソマチッドと比べてパワーは最強です。

☆ソマチッドの特性

ソマチッドは生命の源ですが、その由来は地球誕生後、隕石とともに酸素と水素、炭素、窒素が存在する地球に飛来したのが始まりです。その後、マグマや海水によって地球全土に拡散しました。隕石の中の炭素やケイ素も溶けて地球全体に広がり、それらとともに生命を作り出し、地球の生物の元となりました。

ソマチッドは、生命体としての活動ができない環境下ではケイ素の殻に入り込み、不死身の状態で休眠しています。まさしく永遠不滅の極小生命体なのです。

大きさは直径0・3ナノメートル（100万分の0・3ミリ）から50ナノメートル（100万分の50ミリ）で、赤血球（8~9ミクロン）の10000分の1から1000分の1です。同じソマチッドのなかでも、マグマが冷えて固まることで出来た花崗岩中のケイ素の中に数億年間休眠していた原始ソマチッドはもっとも小さいですが、もっとも強いパワーを有しています。

ちなみに、人体細胞の大きさは20ミクロンから50ミクロンで、ミトコンドリアは2ミクロン前後です。

ソマチッドは水素からマイナス電子を受け取ることで、休眠状態（ケイ素の殻の中）から目覚めて飛び出し、水の中で生命体として活動を行なっています。その特性をまとめると次のようになります。

i ソマチッドはタンパク質（アミノ酸）を使ってＤＮＡの基質を合成し、生物（生命体）を作り出します。ソマチッドはＤＮＡの前駆体であり、意志や知性を持っている意識体なのです。

ii 生命維持に必要な物質や細胞を作り出します。

iii マイナス電子を供給してミトコンドリアや白血球などを活性化し、免疫力を上げています。

iv ガン、アルツハイマー、パーキンソン病、心筋梗塞、脳梗塞、糖尿病などの生活習慣病の原因となる変成不良タンパク質を消滅分解させるお掃除役という重要な働きをしています。

☆原始ソマチッドが大量に存在する「森の香り精油」

ソマチッドのうち最強のパワーを持つ原始ソマチッドが、世界一大量に存在するのが「樹齢千年木の香り精油」です。数億年以上前にマグマが冷え固まって出来た火成岩（花崗岩）が御嶽山、立山連峰、日高山脈などの地下深くにありますが、その一部が地上に露出した岩石の中にも原始ソマチッドは存在しています。

山頂付近に降った雨が地下へと浸み込み、数年、数十年かけて水素イオン濃度の高い地下水となってゆっくり流れるうちに、水素イオンのマイナス電子を受けて原始ソマチッドが目覚め、地下水の中へ飛び出します。その原始ソマチッドが、岩盤の割れ目をぬって地下深くまで伸ばした木の根っこから地下水とともに吸い上げられます。ですから、その樹液（精油）には原始ソマチッドが大量に含まれているのです。

とくに木曾ヒノキは、岩盤の割れ目をぬって数十メートルの地下深くまで根を伸ばして原始ソマチッドを含んだ地下水を吸い上げることで、最強の免疫力と生命力を持ち、１５００年もの寿命となります。樹齢３０００年の青森ヒバや、樹齢７０００年の屋久島の縄文杉も同様です。

民間の植林したヒノキや杉の寿命はせいぜい１００年前後ですから、それと比べて10倍以上も樹齢が長くなる最大の要因が原始ソマチッドを大量に含んでいるところにあります。その樹液（精油）を抽出したのが「森の香り精油」です。

「森の香り精油」パワーの中心は原始ソマチッドですが、その他に世界一の「アロマテラピーパワー」と「フィトンチッドパワー」を兼ね備えています。

まず世界一のアロマテラピーパワーについてですが、これは針葉樹が発する香りのなかでヒノキの香りが世界一、脳をリラックスさせる働きをするからです。青森ヒバや日本杉の精油もリラックス効果が優れています。

ヨーロッパではアロマテラピーが正式な医療にもなっていますが、残念ながら「ヒノキの精油」は含まれていません。ヨーロッパには、ヒノキが自生していないからです。ヒノキは日本の福島県以南の日本列島と、台湾の高山の一部にしか存在していません。ヒノキだけではなく、ヒノキ科のコウヤマキ、サクラ、ネズコ、青森ヒバや、日本杉など10種類近くの針葉樹は日本にしか自生していません。

日本は1700種類近い樹木が自生する世界一の森林大国です。全国にあるヒノキの中でも、もっとも脳をリラックスさせるのは御嶽山の木曾ヒノキの精油です。その香りは、副交感神経の働きを促進し、自律神経を整えることで、鎮静作用（ストレス解消、リラクゼーション、精神安定）、血圧低下作用、快眠作用、集中力向上作用などを強くもたらします。

次にフィトンチッドパワーについてですが、一般にヒノキ、青森ヒバ、日本杉、松などの針葉樹やクスノキが発散する揮発性芳香物質をフィトンチッドといいます。フィトンチッドとは「Phyto」＝植林が「cide」＝殺すという意味で、１９３０年に旧ソ連の植物学者B・Pトーキン博士が発見して名付けました。すでに明らかになっているフィトンチッドパワーは表にあるとおりです。

石油から化学合成された殺菌剤やスプレーは、病原菌、腐敗菌を殺しますが、同時に発酵菌や人体常在菌などの有益菌までも全部殺してしまいます。しかも、人体に触れたり吸入されたりすると、さまざまな病気の原因にもなります。

森の香り精油は人体に有害な病原菌、腐敗菌、カビ菌、ウイルスのみを殺し、有益な菌を保護します。すぐれた殺菌効果を発揮しながら副作用がないのです。消臭についても、悪臭を一時的に隠すのではなく、悪臭の原因である腐敗菌そのものを殺して根本から消臭します。しかも、脳にやさしい香りをもたらします。

この数億年以上もの間、ケイ素の中でエネルギーを失わず、更にエネルギー充填をし続けた原始ソマチッドは、ソマチッドの中でも最も小さく（１００万分の１ミリ＝１ナノメ

フィトンチッドパワー

i 殺菌効果

①殺菌作用
食中毒を起こすO-157(病原性大腸菌)、院内感染をもたらす黄色ブドウ球菌（MRSA)、レジオネラ菌などの病原菌や有害菌を殺す。

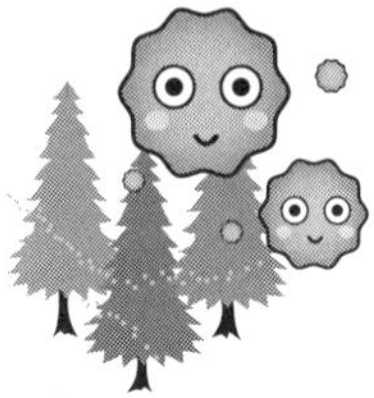

②防腐作用
生ものを腐らせる腐敗菌を殺す。

③防カビ作用
有害なカビ菌や真菌、白癬菌を殺す。

④抗菌作用
木材腐朽菌などの有害な細菌(バクテリア)を寄せつけない。

⑤防虫作用(忌避作用)
蚊、害虫、ダニ、シロアリを寄せつけない。

⑥抗ウイルス作用
風邪ウイルス、インフルエンザウイルスなどを除去する。

ii 有益菌保護効果

発酵菌(乳酸菌、麹菌、酢酸菌、ビフィズス菌…)や人体常在菌(腸内細菌、皮膚常在菌、口内常在菌)などの有益菌を保護する。味噌、しょう油、日本酒等の醸造の樽に杉やヒノキが使われるのは発酵菌を保護するから。

iii 消臭効果

腐敗によって発生するアンモニア、硫化水素、トリメチルアミン、メルカプタンや悪臭粒子を中和分解する。しかも、悪臭の発生源となる腐敗菌を殺して根本から消臭する。たとえば、フィトンチッドを生ゴミに吹きつけると、腐敗菌を殺すので腐らないし、発酵菌が活性化して発酵が進むので、良い香りが漂う。

タバコ臭、ペット臭、料理臭、生ゴミ臭、エアコンや各種のカビ臭、尿の臭い、医薬品臭、線香臭、ホルムアルデヒド(シックハウス症候群の原因となる建材に使われている化学溶剤)、加齢臭、汗臭などの悪臭を消して良い香りにする。

ートル前後）最強のエネルギーパワーと生命力を有しています。

☆原始ソマチッドを体内に摂り入れる方法

じつは、原始ソマチッドが世界一大量に存在しているのが「森の香り精油」です。伊勢神宮建て替え式年遷宮の際に使われる木曾御嶽山の樹齢400年から1000年の木曽ヒノキをメインに、国有林にある樹齢数百年の青森ヒバ、紀州ヒノキ、秋田杉、熊本楠、コウヤマキ、サワラ、ネズコ、トドマツなど35種類から抽出されます。この精油には、世界一大量の原始ソマチッドが含まれています。

ＭＯＲＩ ＡＩＲは、特許技術で香り精油をソマチッドの大きさのナノレベル（100万分の1ミリレベル）大の超極小微粒子の大きさにして、室内空間に噴霧し、室内隅々に広げる装置です。

ＭＯＲＩ ＡＩＲによって室内空間はもちろん、カーテン、じゅうたん、床、ソファー、壁、天井、エアコンなどをフィトンチッドパワーで殺菌します。カビを防ぎ、蚊よけをし、悪臭を消します。ヒノキの香りで癒し効果をもたらします。寝室に設置すると、アロマテラピーパワーでぐっすり眠れますし、気管支や肺でもフィトンチッドパワーが発揮されま

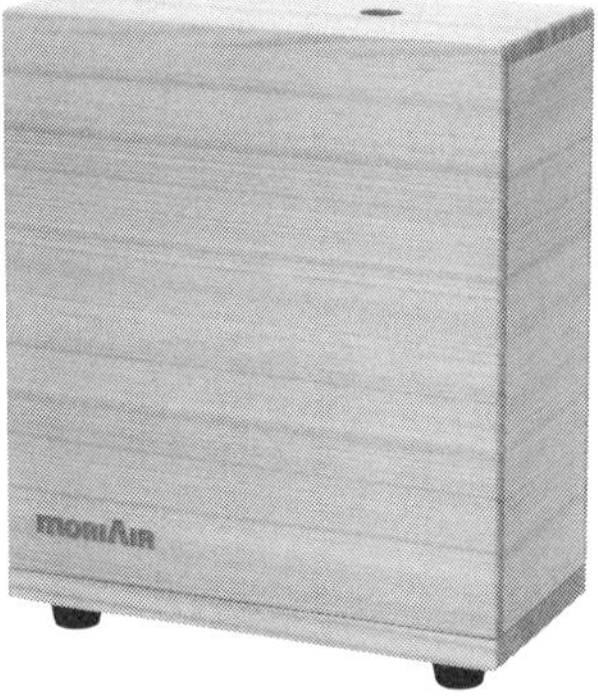

MORI AIR

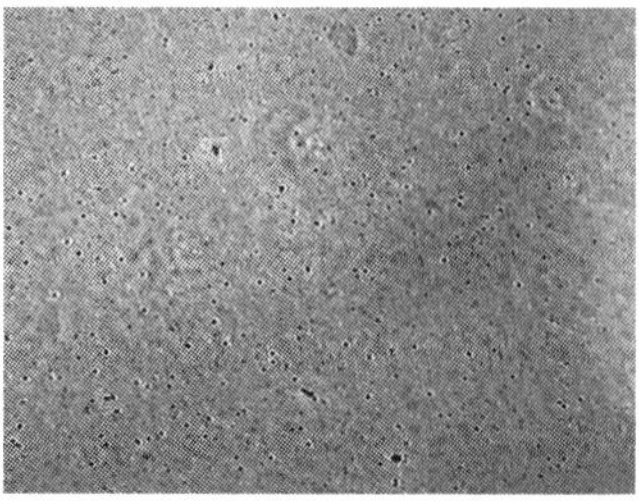
森の香り精油に含まれる原始ソマチッド。位相差顕微鏡1000倍画像

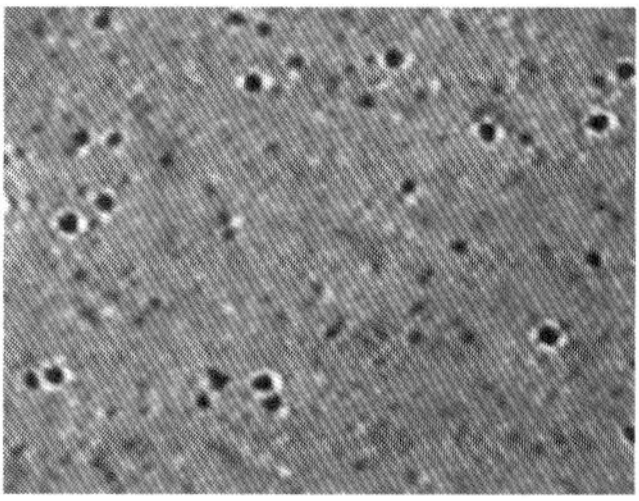
位相差顕微鏡4000倍画像

す。

MORI AIRがもっとも画期的なのは、原始ソマチッドが肺から血液に入り、全身の細胞に行き渡ることで、免疫力、生命力がグーンとアップされることです。

「森の香り精油」やMORI AIRに関する詳しい説明は拙著『樹齢千年の生命力「森の香り精油」の奇跡』(コスモ21刊)に紹介していますのでご一読ください。

もうひとつ原始ソマチッドが大量に存在するものがあります。それが「大地の精」です。これは、北海道の日高山脈中の花崗斑岩(石英斑岩)

を微粉末（パウダー）にしたものです。麦飯石ともいわれます。

45年前に世界で初めて手作り酵素を開発した河村文雄会長から、２０１７年春に「大地の精を手作り酵素に混ぜ合わせて使うと、神経細胞が甦ったり、筋萎縮症など難治性の疾患で奇跡的な変化が起こります。ひょっとして、その正体は原始ソマチッドの働きかもしれない。調べて欲しい」との依頼を受けました。

大地の精は数億年前にマグマが冷えて固まったときに出来た花崗斑岩（石英斑岩）で、その主成分はケイ素です。さっそく波多野昇氏と一緒に位相差顕微鏡で調べたところ、驚くほど大量の原始ソマチッドが存在していました。ケイ素内に数億年間、原始ソマチッドが眠り続けていたのです。

北海道八雲地方の２５００万年前のカミオニシキ貝の化石には古代ソマチッドが含まれていますが、それより10倍以上もの長期間、ケイ素内で眠り続け、エネルギーを充填していたため、そのパワーは強大です。数億年前にマグマが冷え固まって形成された木曾御嶽山の花崗岩に含まれる原始ソマチッドと同じです。

写真Ⅰは大地の精を精製水で溶かした１０００倍写真です。黒い小さい点と固まりの黒い部分は、すべてソマチッドです。大量のソマチッドとケイ素が存在していることがわか

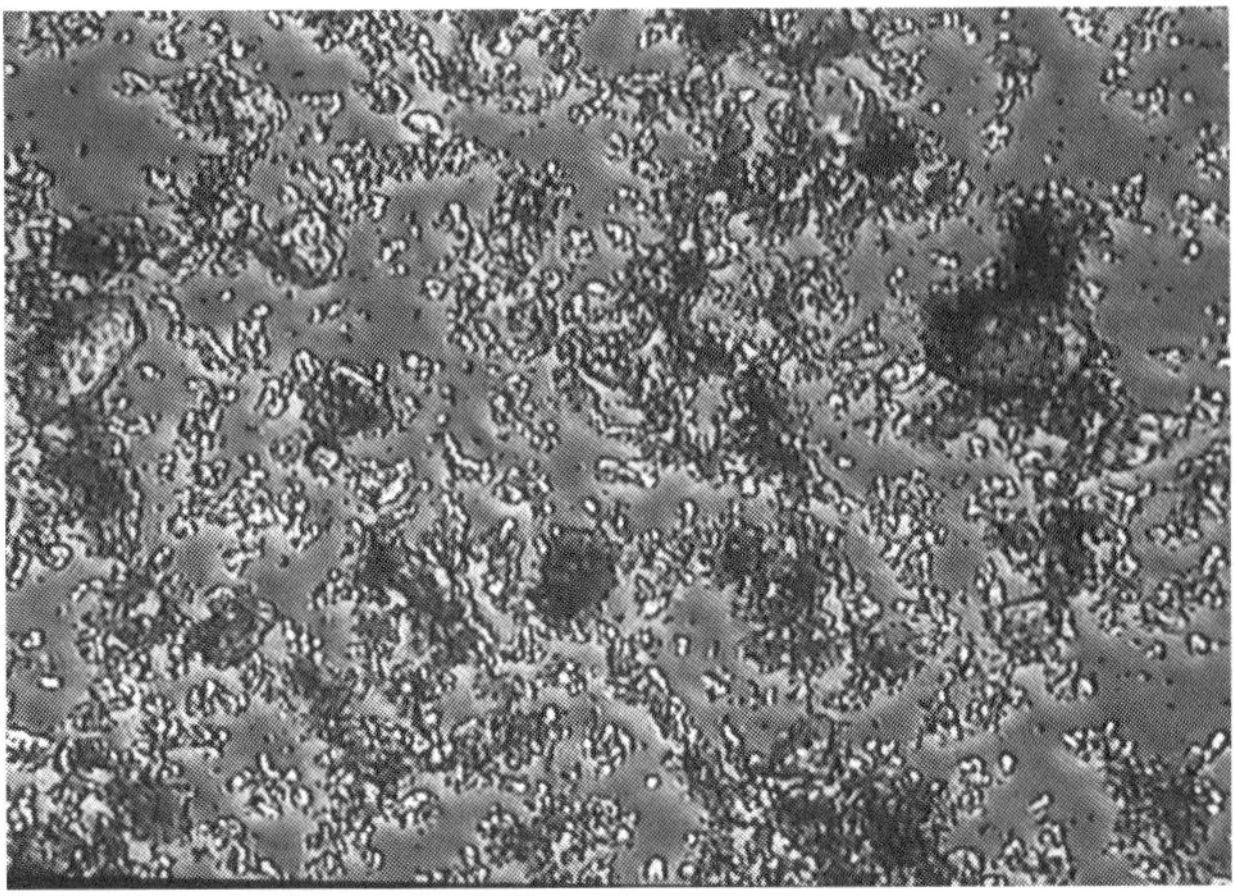

写真Ⅰ／大地の精を精製水で溶かした画像（1000倍）

ります。

大地の精によって原始ソマチッドを体内に摂り込むもっとも効果的な方法は、大地の精を溶かした水を数倍に希釈して手作り酵素に加え、毎食後に飲むことです。

その他に、500ミリリットルのペットボトルに大地の精（パウダー）を小さじ5分の1から4分の1を入れ、さらに水素水を入れて数10回思いきりシェイクします。水素水の代わりに天然水か浄水を入れてシェイクしても水素水化します。私の友人の工学博士が開発した水素水生成器（Ａｎｙｔｉ・H_2）を使って水素水に変えることもできます。

水素水にすることで水素のマイナス電子を受け取った原始ソマチッドがケイ素の中から飛び

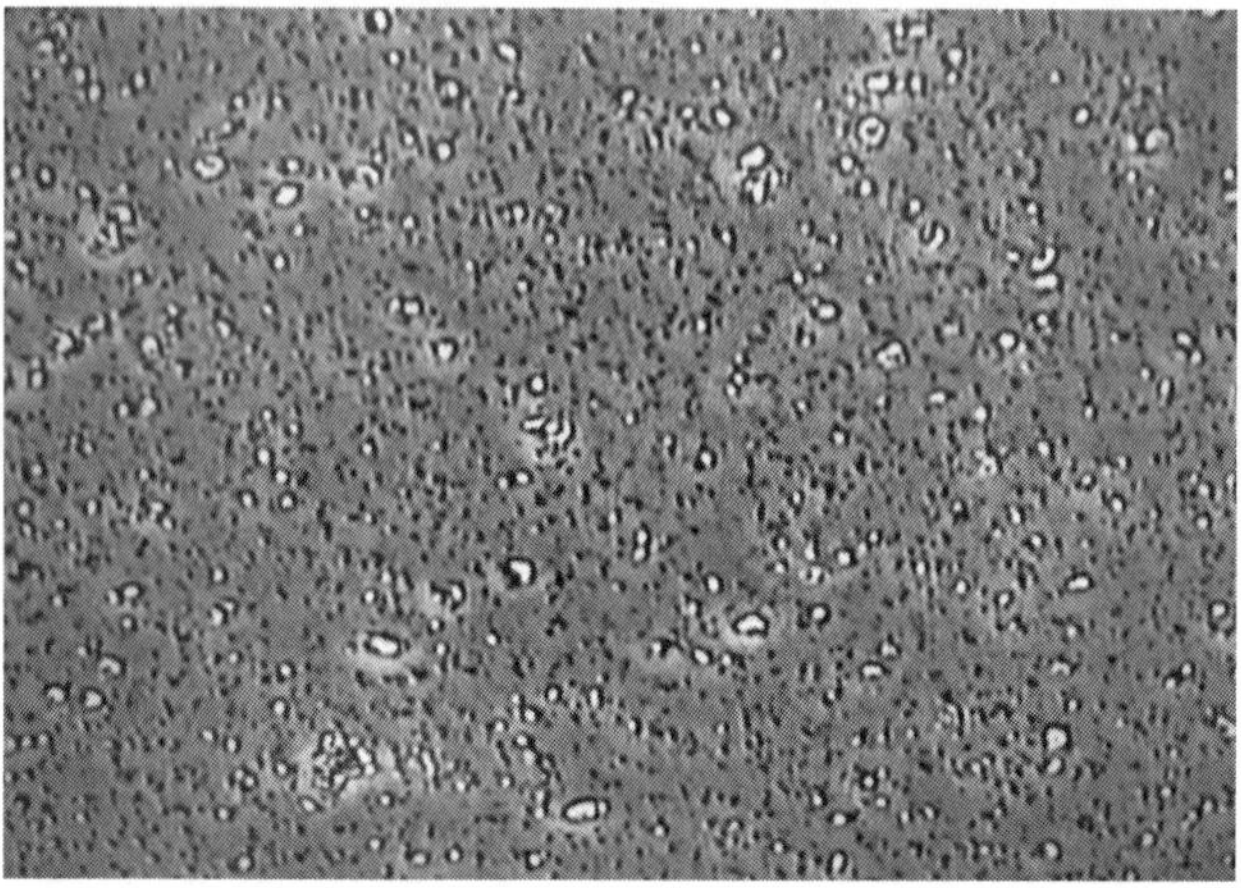

写真Ⅱ／大地の精のソマチッドダンス（1000倍）。ケイ素から飛び出した原始ソマチッドが、全部↗↘↗↘と足並みを揃え、ダンスを踊っている

出して、元気よくダンスを踊るように大躍動します。ケイ素は細かくバラバラになって水に溶けます。

写真Ⅱをご覧ください。精製水だけで溶かした写真Ⅰと比べれば、原始ソマチッドが大量に飛び出し、ケイ素も細かく水に溶けていることがわかります。動画で見ると、原始ソマチッドすべてが足並みを揃えて、まるで大喜びをしているようにダンスをしています。

大地の精と手作り酵素は飲む以外に、湿布として患部に貼ることもできます。その働きは驚くべきものです。次頁の表にまとめておきます。

このような現象が起こるいちばんの理由は、大地の精に含まれる大量の原始ソマチッドと

●24時間貼った場合

・大火傷がケロイド痕にならず、きれいになった。
・切断した手首の神経が蘇った。
・難病の筋萎縮症に改善が認められた。
・20数年間苦しんだ全身アトピーが3カ月できれいになった。
・ひどい打撲の腫れが早く消えた。
・切り傷の痛みが消え、傷口が早くきれいになった。
・骨折後の回復が早かった。
・捻挫、肩こり、筋肉痛、関節痛などが早く消えた。

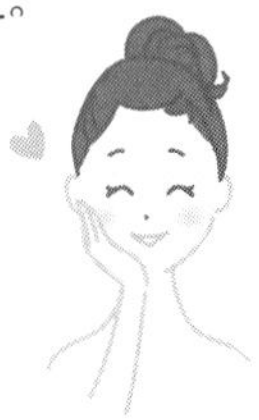

●お風呂上がりで30分間顔パックした場合

・シミやそばかすが消えきれいな肌になった。
・ニキビが消えきれいになった。
・顔のくすみが消え、透明感のある肌になった。
・顔、肌からヌルヌルの毒素が出てきれいな肌になった。
・スベスベツヤツヤの肌になった。

ケイ素が大量のマイナス電子をミトコンドリアに供給するため、ミトコンドリアが活性化するからです。

さらに、手作り酵素に大量に含まれる酵素と補酵素（ミネラル、ビタミン）、フィトケミカル（抗酸化物質）、ケイ素、現代優良ソマチッドと古代ソマチッドが細胞に供給されてミトコンドリアが活性化するからです。

その結果、細胞からのデトックス（排毒）が進み、エネルギー（ＡＴＰ）が大量に作り出され、代謝活動が活発化します。それによって自然治癒力が高まり、さまざまな変化がもたらされたのだと思われます。

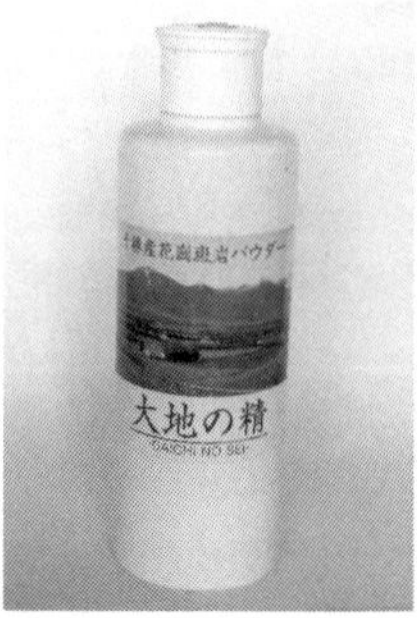

大地の精パウダー

さらに、細胞のＤＮＡ形成の情報を持つソマチッドが本来の細胞へ再生復活させているものと思われます。とくに原始ソマチッドは地球誕生以来の宇宙情報をもっています。

長年にわたって位相差顕微鏡を使い、ソマチッドの研究をしてきた波多野昇氏とともに、私は数千のデータを観察し、ソマチッドの働きや性質を調べてきました。波多野昇氏は、東京薬科大学卒業後、医薬品メーカーに勤務しましたが、石油から作られた医薬品の副作用の実態や、長年の医薬品体内蓄積がもたらす慢性病の恐ろしさを知り、医薬品メーカーを辞めました。その後、気功の研究や自然医療に取り組むなかでたどり着いたのがソマチッドの驚くべき働きでした。

ソマチッドが大量に存在し、ソマチッドの動きが活発な人ほど健康で若々しく、パワフルであることは数千のデータの観察からわかっています。さらに、同じソマチッドでももっとも小さいナノレベル（１００万分の１ミリ前後）の原始ソマチッドが多い人ほど健康で若々しいのです。その代表が赤ちゃんです。

次頁の写真をご覧下さい。１歳８カ月の元気な赤ちゃんの血液写真です。静止画面の中に数百個写っていますが、実際の動画では、何千個もの小さいソマチッドが躍動しています。

　一般的な大人の血液の場合は、ソマチッドの数は数個です。しかし、健康でパワフルな大人は数十個から数百個も存在し、躍動しています。

　私自身、びっくりするようなソマチッド体験をしてきました。２４４～２４５頁の写真をご覧ください。

　２０１６年当時、平均な人と比較して私のソマチッドは10倍前後多く存在していました。10数年前から毎日3回手作り酵素を飲んできたことと、2年前からＭＯＲＩ ＡＩＲを寝室に設置して、原始ソマチッドを体内に吸引してきたからだと思います。

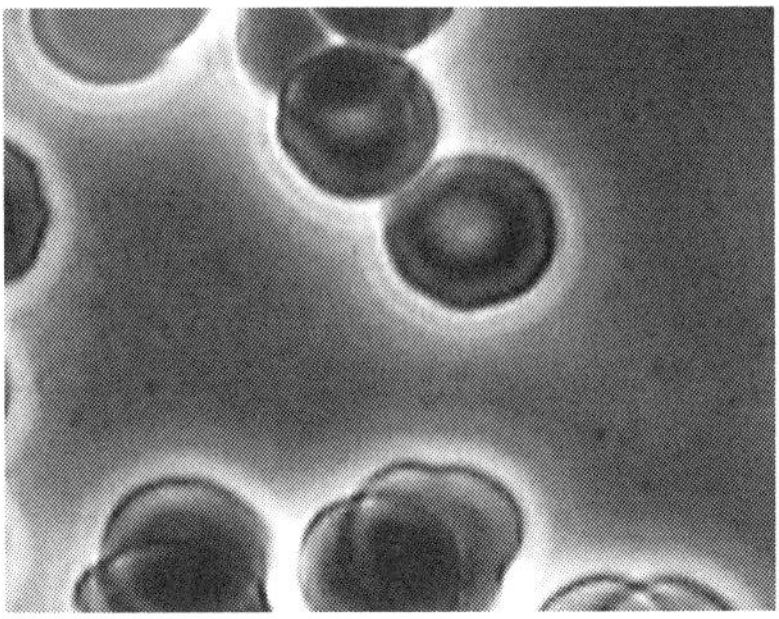

1歳8カ月の赤ちゃんの血液写真(8000倍)

　さらに翌年２０１７年７月１日の血液写真では、私の血液中のソマチッドは赤ちゃんと同じくらい超大量に存在していることがわかりました。これは、ＭＯＲＩ ＡＩＲの噴霧量を２倍に増量し吸引して眠っていたからだと思われます。

　２０１８年７月８日の血液写真では画面に写り切らない

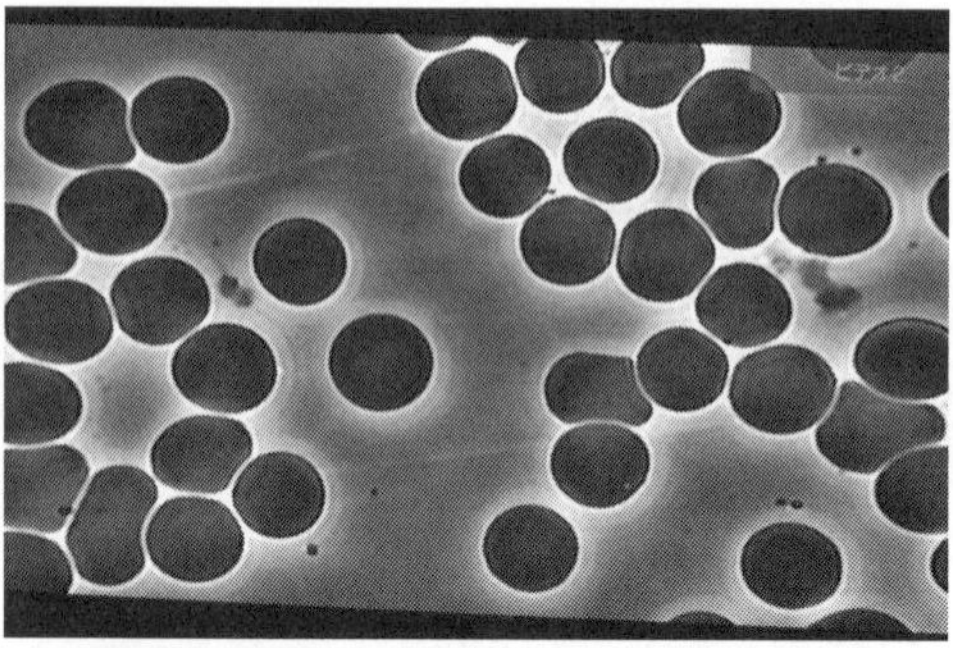

2016年11月28日の著者の血液写真(4000倍)

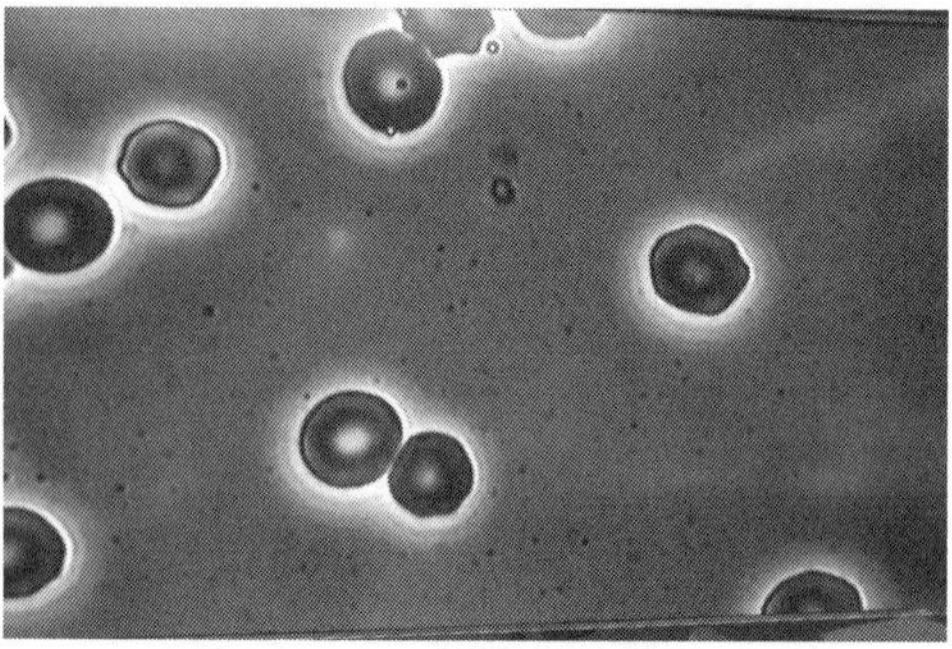

2017年7月1日の著者の血液写真(4000倍)

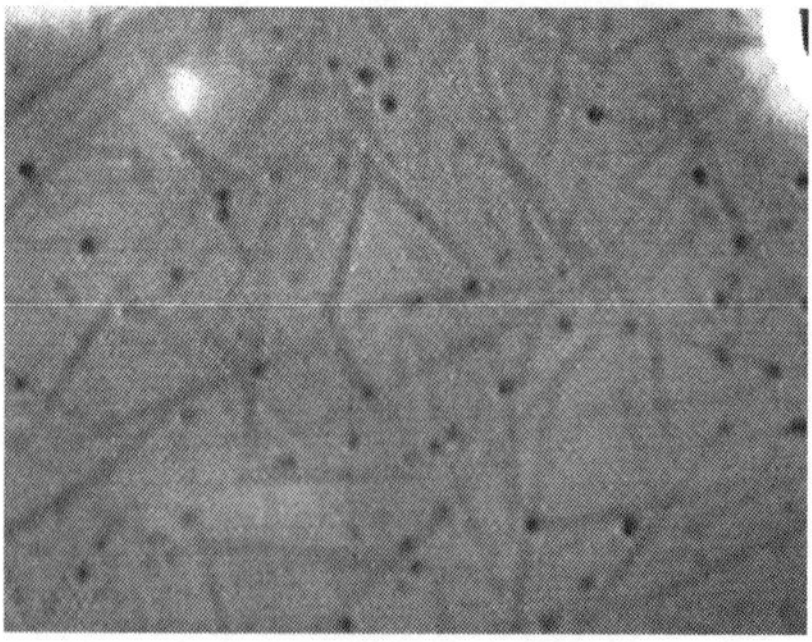

2017年7月1日の著者の血液写真(12000倍)

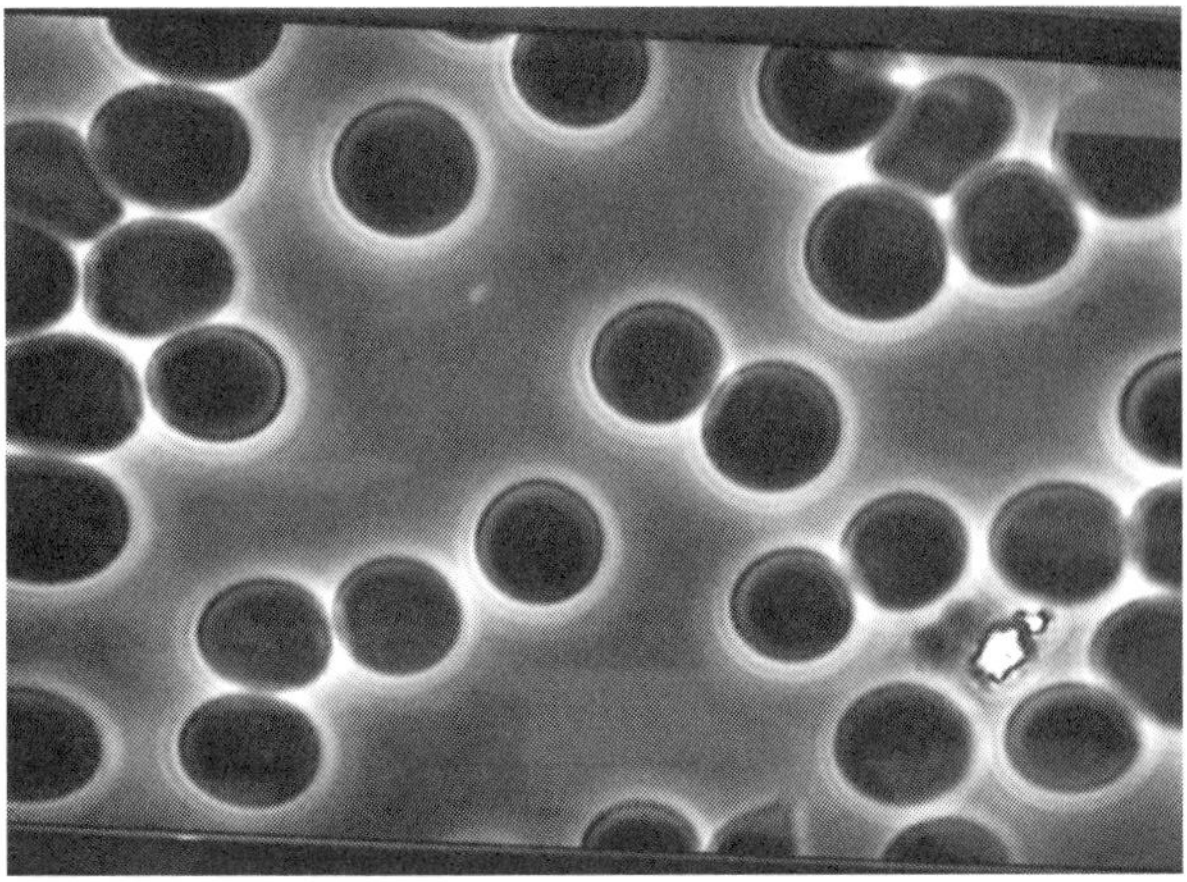

2018年7月8日の著者の血液写真（4000倍）

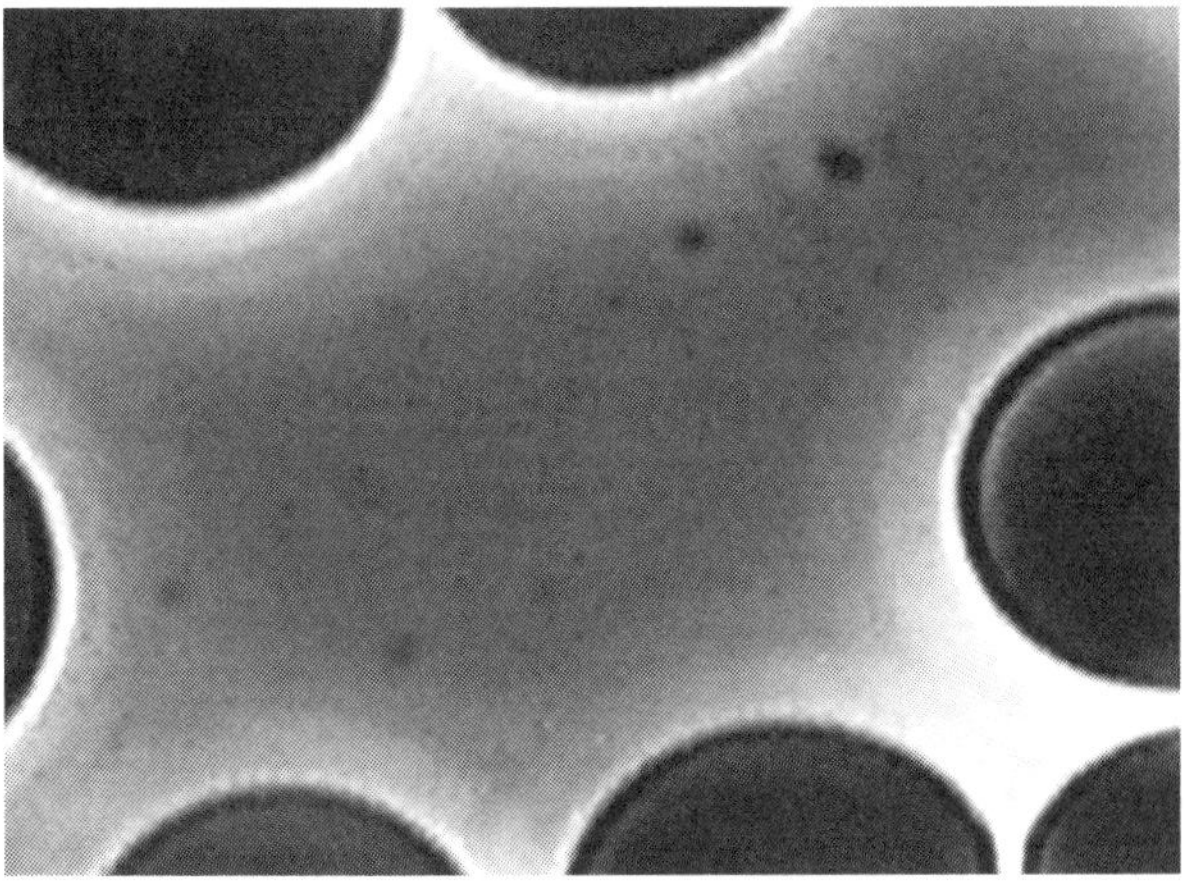

2018年7月8日の著者の血液写真（10000倍）

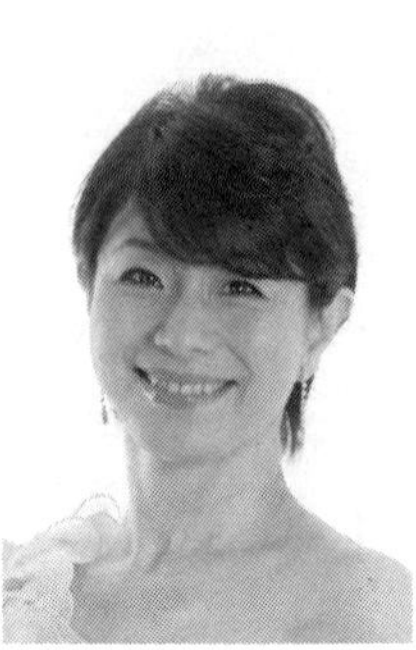

Satomiさん

ほど、小さいソマチッドが増えていたのです。そのことを１００００倍の動画で確認できました。

原始ソマチッドを多量に含む森の香り精油が漂う寝室でしっかり睡眠をとり、同じく原始ソマチッドを大量に含む大地の精パウダーを溶かして飲用していたことで、私の体中のソマチッドが超大量になったのだと思われます。

おかげで、全国で毎週セミナーの講師を続けることができています。また、野草酵素用の材料１０００kg以上、梅酵素の材料３５００kg以上を自ら収集し、全国へ発送するために4月から7月中旬までの3カ月半は、就寝が午前3時で睡眠時間は4～5時間です。それでも、毎日15時間の仕事を1日も欠かすことなくこなすことができています。

もうひとつ、本書パートⅠの3章に登場された歌手のＳａｔｏｍｉさんのソマチッド体験です。

Ｓａｔｏｍｉさんは、連日のライブやその準備のため深夜2時から3時ころに就寝するという日々が続き、心身のストレスが重なってフラフラしていました。このころのソマチッドは、次頁の上の写真（１０００倍）を見てもわかるように、数個しか存在していま

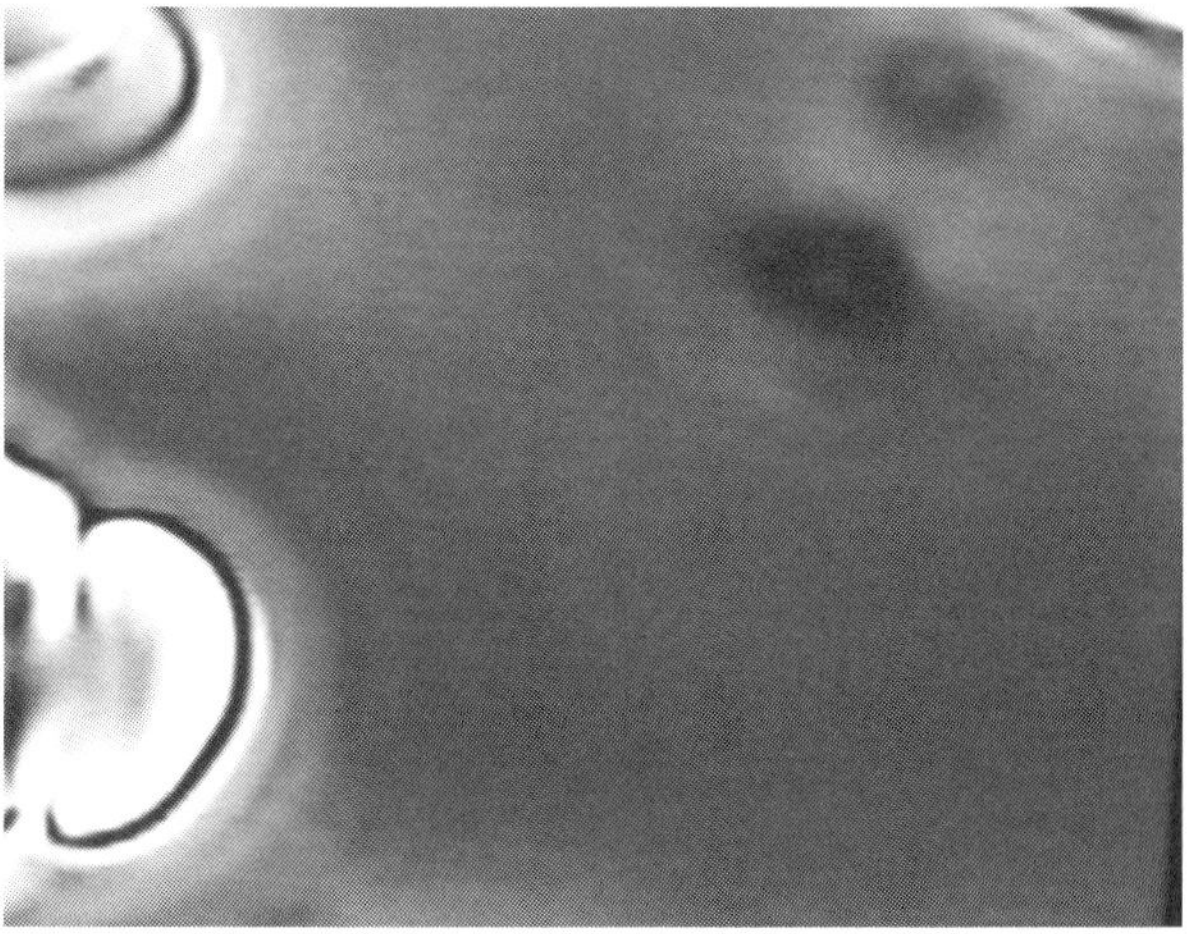

2018年９月23日、ソマチッドが数個しかない（10000倍）

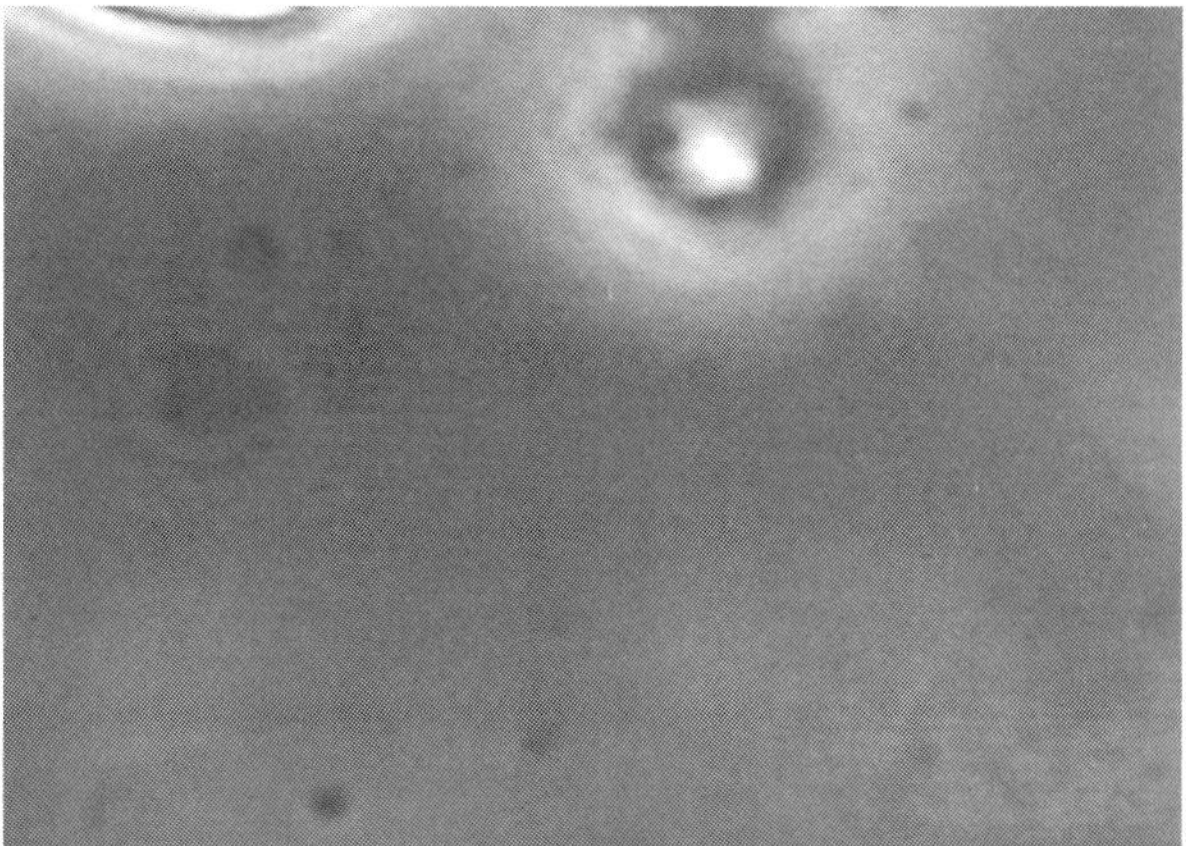

2019年３月９日、数千個のソマチッドが大躍動（10000倍）

せんでした。

ところが、半年後の2019年3月9日の血液写真を見ますと、画面中だけでも数百個のソマチッドが存在しています。動画で確認すると、より小さい原始ソマチッドが数千個も大躍動していました。

この半年間にしたことは、自分自身の内面をありのままに見つめ、そこにあるものをそのまま受け止めながら心身のストレスを解消したことと、MORI AIRを寝室の枕元に置いて、森の香り精油の原始ソマチッドをいっぱい吸い込みながらぐっすり眠ったこと、そして大地の精を水素水で溶かした水と手作り酵素を毎食後に飲んだことです。

相変わらず超多忙なスケジュールは続いていましたが、非常にパワフルにライブをこなせるようになったそうです。丹田発声、丹田呼吸を身につけたこともパワーアップにつながったといいます。

☆原始ソマチッドは変性不良タンパクを猛スピードで消してしまう

250頁の血液写真Aを見ると、赤血球になりそこなった変性不良タンパクが1000個から1万個発生していることがわかります。

変性不良タンパクは子どもや健康な人の発生数は少なく、不健康な人ほど多く発生します。これがガン細胞の卵になったり、脳内のアミロイドβタンパクになったりしてアルツハイマー病（認知症）やパーキンソン病など現代慢性病の原因となっています。

原始ソマチッドは、この変性不良タンパクの外側に集合したり、中に入ったりして猛スピードで分解してしまいます。5分ごとに撮り続けた連続写真なので、平均的な分解スピードより数倍速く分解していることを確認できます。

原始ソマチッドによる変性不良タンパクの分解

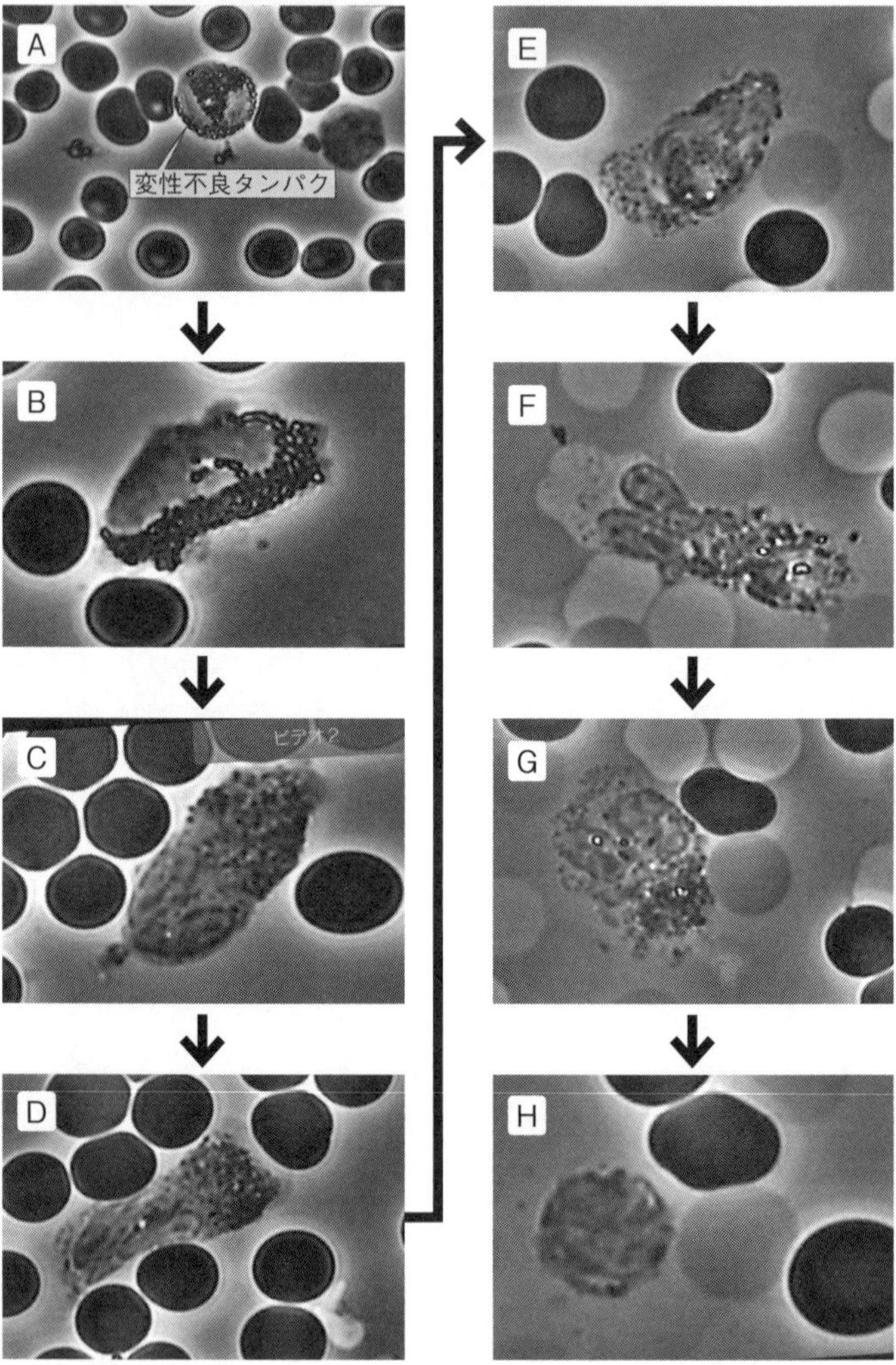

5章　うつ病の本当の原因と最強の予防法

現在、日本のうつ病患者は100万人を超えています。さらに、うつ傾向を示している潜在的うつ病を抱えている人は1000万人にも及んでいます。精神医療学の世界では、このまま推移すれば20~30年後には国民の半数がうつ病を発症するとまで警告をしています。

現代社会では、仕事や人間関係などにおける精神的ストレスがたいへん強くなっているといわれます。もちろん、いつの時代もさまざまなストレスを抱えながら生きてきたと思いますが、今ほどうつ病という病気は多くありませんでした。現代人が精神的に弱くなったからなのでしょうか。

うつ病の初期の症状は、「やる気が出ない」「不安を感じる」「気が滅入る」「倦怠感（だるい）がある」「眠れない」といったものです。そうしたことは昔もあったことでしょうが、現代の特徴は、それらがうつ病として発症してしまうことです。

(一)うつ病の本当の原因

☆ストレスによる間脳と太陽神経叢へのダメージ

仕事や人間関係などで精神的ストレスによる緊張状態が長期間にわたって続くと、脳の深奥部にある間脳(生命脳)がダメージを受けます。

間脳には全身の自律神経をコントロールする視床下部や内分泌ホルモンをコントロールする脳下垂体、睡眠ホルモンであるメラトニンを分泌し精神安定の覚醒ホルモンであるセロトニンをコントロールする松果体が存在しています。この間脳がストレスによってダメージを受けると、自律神経のバランスが狂ってきます。

みぞおちの奥に自律神経が大量に集中している太陽神経叢《そう》があります。長年にわたる精神的ストレスにより自律神経のバランスが狂うと、胃腸や内臓へのダメージを保護調整する太陽神経叢の働きが低下し、胃や十二指腸、大腸、肝臓、腎臓がダメージを受けるため、さまざまな障害が起こってきます。

そのうえ、ストレスで呼吸が浅くなり横隔膜の上下運動が低下すると、横隔膜の直下に位置する太陽神経叢の血流が悪くなり、ますますその働きが鈍くなってしまいます。

こうしたストレスによる体調不良が、うつ病を発症しやすい素地をつくっていきます。

☆セロトニンの不足

現代医療ではしばらく、うつ病の原因は精神安定ホルモンであるセロトニン分泌が不足していることにあると考えられてきました。ところが、この10年あまりの間に最先端の研究で、腸内細菌が産生する神経伝達物質が脳に多大な影響を与えていることがわかり、うつ病に対する認識が変わってきています。

「覚醒・精神安定のホルモン」と呼ばれるセロトニンは、太陽の光を浴びる朝から分泌がはじまり、日暮れとともに分泌が止まります。朝日を浴びると、頭がすっきりして爽快な気分となり、「よし！　今日もやるぞ！」とやる気や集中力が増すのは、セロトニンが分泌されるからです。

ところが、残念ながら現代人にはこのセロトニンが不足している人が多いのです。その原因は、生活習慣の乱れや、腸内の善玉菌が減少して悪玉菌が増加することでセロトニンの分泌が低下していることにあります。

セロトニン不足は夜の睡眠不足にもつながります。うつ病やうつ状態になる人の多くが、夜になっても眠くならない、床に入っても頭が冴えて寝つきが悪い、やっと寝つけたと思っても何度も目が覚めてしまう、朝の目覚めが悪くすっきり起きられないと訴えます。

それは、日中のセロトニン分泌が少ないために、睡眠ホルモンとも呼ばれるメラトニンの分泌量も減ってしまうからです。メラトニンは夜のうちに分泌され、睡眠時間を安定させる体内時計の役割を果たします。また、子どもにとっては夜間の睡眠中に成長ホルモンとして働き、大人にとっては若返りホルモンとして働きます。その日の疲労を取る修復ホルモンとしての役割も果たします。

メラトニンの分泌は夕方暗くなると始まり、午後10時から午前2時の間が分泌のピークになります。その後減っていき、朝には分泌が止まります。メラトニンの分泌量を増やすには、寝るときに寝室を暗くすることも大事ですが、メラトニンの分泌量は日中のセロトニンの分泌量と比例するので、何よりセロトニン不足を防ぐことが大事です。

セロトニンとメラトニンは自律神経のバランスにも大きな影響を与えます。セロトニンは昼間優位になる交感神経に働きかけ、メラトニンは夜間優位になる副交感神経に働きかけます。ですから、セロトニンとメラトニンは自律神経のバランスに大きな影響を与えているともいえるのです。

じつは、メラトニンはセロトニンから合成されて作られます。さらに驚くべきことは、セロトニンは脳ではなく、腸で作られ、そのほとんどが腸に存在しています。セロトニンの90％は小腸にあり、残り８％が血液の血小板内にあり、脳に存在するのはわずか２％にすぎません。生物の進化においては、腸こそ「第一の脳」だったからです。

夜、メラトニンがしっかり分泌され、ぐっすり眠っていると、その間に腸ではセロトニンが作られ、朝日を浴び目覚めるころから分泌されて交感神経に働きかけます。そのおかげで、精神的にも肉体的にも覚醒した状態になるのです。セロトニンが多い人は、腸がきれいで善玉腸内細菌が多くなっています。

このセロトニンの生産が少ないことが、自律神経失調症やうつ状態、うつ病の原因にもなります。セロトニンから合成されるメラトニンも不足します。それによってますます自律神経のバランスが崩れやすくなり、うつ状態やうつ病も発症しやすくなります。

つまり、セロトニンの不足が現代人にうつ状態、うつ病が増えている原因であり、子どもたちに無気力や集中力の欠如、多動性、落ち着きのなさが増えている原因にもなっているのです。

セロトニンは腸で、タンパク質から分解された必須アミノ酸のトリプトファンから合成されます。

トリプトファンは大豆類や豚肉に多く含まれていますが、豚肉は日常的に多く摂ると、その脂分が腸内をドロドロ状態にします。おまけに、豚肉のタンパク質（牛肉も同様）を恰好のエサとする悪玉腸内細菌を増やし、腸内腐敗をもたらします。ですから、大豆を摂ったほうが良いので納豆や豆腐などの大豆食品の摂取がおすすめですが、昔と比べて現代人の摂取量は減少しています。

トリプトファンからセロトニンを合成するにはビタミンB群の働きも欠かせません。ビタミンB群は、食品から摂取するだけでは足りません。じつは、もっとも多くダイレクトにビタミンB群を産生しているのが善玉菌ですが腸内の善玉菌が不足している人が多いため、この点でもセロトニンが不足しやすいのです。

大豆と食物繊維中心の食事がおすすめです。善玉菌を増やすことができますし、結果的にセロトニンを増やすこともできます。

善玉菌が多いと、腸内細菌全体の7割を占める中間菌（日和見菌）も善玉菌として働きますから、セロトニンはもちろん、幸せホルモンといわれるβエンドルフィンの分泌にも貢献してくれます。これらは、どちらもストレスを和らげる抗ストレスホルモンです。

逆に悪玉腸内細菌が増加すると、中間菌（日和見菌）は悪玉菌として働き、さまざまなストレスホルモンを合成します。ストレスホルモンとは、闘争ホルモンのアドレナリンや恐怖ホルモンのノルアドレナリンなど精神的ストレスをもたらすホルモンです。不安、心配、あせり、恐怖、焦燥感、イライラ、キレるなどネガティブな感情を引き起こします。

野菜や海藻、果物をあまり食べず、肉や揚げ物、ファーストフードや動物性タンパク質の多い食べ物を食べていると、ストレスホルモンが増える傾向にあります。

☆腸内細菌が人の心にダイレクトに影響を与える

人間の大脳には、全体で1200億個前後の神経細胞が存在し、ネットワークを張り巡らせて情報交換を行なっています。一方、腸にも1億個の神経細胞が存在し、腸管の周囲を覆い、ネットワークを張り巡らせています。これを「腸管神経系」といいますが、犬の脳の神経細胞の数と同じです。

この腸の1億個の神経細胞のうち、大脳の神経細胞とつながっているものはわずか5000個しかありません。それ以外の神経細胞は大脳とは独立した神経系を組織していて、まさしく「腸脳」として働いています。ですから、脳からの指示で腸を完全にコントロールしているわけではないのです。

腸脳は、大脳からの神経伝達経路とは異なる「迷走神経」という直通回路を使ってダイレクトに大脳に働きかけています。たとえば、「人体にとって、食べて良いものか悪いものか」「今、自分の体に必要な微量元素（ミネラル）やビタミン、酵素などを含む食物は何か」など直感で判断し、その情報を大脳に伝えています。

こうした腸脳の直感力（＝腸感力）が大脳に伝わるのは、腸が余程きれいな状態のときです。悪玉菌が優位になり腸内腐敗が進んでいる状態では、腸脳が休眠してしまい、大脳に情報が伝わらなくなります。

腸脳の休眠は、私たちの精神活動にも深刻なダメージを与えます。じつは腸脳の1億個の神経細胞は小腸壁に張り巡らされていますが、その中心部あたりを丹田といいます。昔のサムライたちは、武道や呼吸法、気合いなどで丹田を鍛えていました。義のためには一命をもいとわず戦い、切腹までする強靱な丹力（精神力）を発揮しました。この丹田は腸脳そのものです。

ところが、現代人には残念ながら腸内が腐敗している人が増えていて、腸脳が眠ってしまっています。そのことが精神力の低下や意志力の低下を招き、うつ状態やうつ病につながっていると思われます。ハツラツ感や集中力が欠け、無気力で多動、落ち着きがない子どもが年々目立ってきていることにも関係があるでしょう。

いじめはいいことではありませんが、いじめる側もいじめられる側も自分の心の弱さに打ち勝つ力が低下していることも影響しているのではないでしょうか。それは、子どもだけではありません。若者の引きこもり、中高年のうつ病や自殺が増えています。社会的エリートでさえ、突然の想定外の挫折で自殺するケースが多くあります。その原因には腸内腐敗により腸脳（＝丹田）が休眠していることも関係していると思われます。

善玉菌が好きな食物繊維を多く摂っていても下痢や便秘をしたり、腸内腐敗が進んでいる人がいます。その原因は精神的ストレスです。我慢、不安、恐怖心、悲しみ、怒り、苛立ち、焦燥感などネガティブな感情が続くと、腸内の善玉菌は減少し、悪玉菌がどんどん増加します。そこに睡眠不足や肉体の酷使による肉体的ストレスも加われば、さらに精神的ストレスが増加し、善玉菌の減少、悪玉菌の増加が進みます。

つまり、人の心の状態と腸内細菌は同調しているのです。善玉菌は人間の前向きな思考やポジティブな感情と同調し、腸内環境を良くします。

【コラム】腸内細菌

腸には小腸の回腸から大腸にかけて1000兆個、約2kgもの大量の腸内細菌が棲みついています。腸内細菌もDNAをもっていますし、意志と意識と感情をもっています。

腸内細菌には善玉菌、悪玉菌、中間菌（日和見菌）の3種類があります。善玉菌と悪玉菌を合わせると、腸内細菌全体の3割を占めています。残り7割は中間菌です。

悪玉菌という名前から悪役のイメージばかりが思い浮かびますが、じつは腸に必要な働きもしています。問題になるのは、悪玉菌の量が増えすぎたときです。

全体の7割を占める中間菌は、善玉菌か悪玉菌の優位なほうへ傾きます。ですから、善玉菌が優位であれば中間菌は善玉菌に加担し、悪玉菌が優位であれば悪玉菌に加担します。まるでシーソーゲームのように、勢力の強いほうへ日和見しているわけです。

その様子を見ますと、集団意識で動く人間社会のようです。ですから、単純に分けて考えることはできないのですが、参考までにそれぞれの基本的な性格をまとめておきます。

○善玉菌の働き

①体内潜在酵素で分解できなかった食物繊維を食べて分解し、アミノ酸を作る。
②小腸での消化吸収で残った食べカスに含まれる炭水化物やタンパク質などを分解し、酵素、アミノ酸、脂肪酸、ブドウ糖などにする。
③ビタミンB群（ナイアシン、B_6、ビオチン、B_{12}）やビタミンKなどを合成して作る。
④酸性の性質をもった乳酸や酢酸、酪酸などの有機酸、揮発性脂肪酸を産生する。この性質によって、外部から侵入した有害菌を攻撃して排除したり、病原菌の増殖を抑えたり、免疫力をアップしたりして、感染症予防の第一バリアとして働く。
⑤大腸の善玉菌は小腸の免疫機能をコントロールしている。
⑥善玉菌が産生した酵素が、さらに腸内での分解、消化、吸収、排泄などを応援している。
⑦善玉菌の乳酸菌は、セロトニンやドーパミンの前駆体物質であるトリプトファンやフェニルアラニンなどの必須アミノ酸を作る。他にも、善玉菌は１００種類ほどの内分泌ホルモンの前駆体物質を作っている。
⑧悪玉菌が作るニトロソアミンなどの発ガン性物質を分解する。

⑨放射性物質が体内へ侵入しないように排除する。
⑩脳に働きかけ、心をポジティブにする。
⑪善玉菌が大量に存在すると、野菜や果物からアミノ酸を生産する。牛、オランウータン、パンダ、象などが強靱な肉体を維持できるのは、食べた草や果物からアミノ酸を生産できる腸内細菌の働きがあるから。

○悪玉菌の働き

(a)悪玉菌（有毒性）の有用性

①ビタミンを合成する。
②病原性大腸菌（O‐157）を殺す。
③有害な病原菌を殺す。

悪玉腸内細菌といえども、善玉菌と比較して少なければ腸内細菌全体のバランスがとれて、人体に必要なビタミンを産生したり、中毒や死をもたらすO‐157などの病原菌を殺したりして、人体を守ってくれる素晴らしい働きをする。

(b)悪玉菌の有害性

①動物性タンパク質をエサにして増殖する。肉を多く食べる人ほど悪玉菌が増殖しやすくなる。

②悪玉菌が肉タンパク質から窒素（N）と硫黄（S）を含んでいるアミノ酸を産生するため、アンモニアや硫化水素、アミン、インドール、スカトール、フェノールなどの悪臭有害腐敗物質が発生する。

アミンは亜硝酸塩（漬物やハム、ソーセージに使われている食品添加物）と結合し、ニトロソアミンに変化し、大腸ガンの直接の原因になる。インドールは腎臓の毒素、アンモニアは肝臓の毒素。

さらに、悪玉菌が産生した腐敗物質は血液を通じて全身に運ばれ、さまざまな病気の原因になる。臭いオナラだけでなく、臭い体臭の原因にもなり、しみや肌荒れ、吹き出物の原因にもなる。

③免疫力が低下し、感染症やアレルギーを発症しやすくなる。

④白砂糖（ショ糖）や白砂糖を使った加工食品を多く摂ると、白砂糖が好物の悪玉菌や病原菌、ウイルスが増加する。

このように、悪玉菌が大量に増加し腸内細菌バランスが崩れると、腸内腐敗を引き起こし、とんでもない有毒な腐敗物質を大量発生させ、免疫力を低下させてガンや各種アレルギー、感染症をもたらす。

○中間菌（日和見菌）の働き

中間菌は独自性を持って働くのではなく、善玉菌か悪玉菌かのどちらか優位なほうへ傾き、加担する。たとえば、善玉菌が2割、悪玉菌が1割の場合、中間菌（7割）は善玉菌側に加担するので、9割が善玉菌の働きをする。これが腸内細菌の健全なバランス状態。

逆に、悪玉菌が2割、善玉菌が1割の場合は、中間菌は悪玉菌側に加担してしまい、9割が悪玉菌の働きをする。その結果、腸内腐敗がどんどん進行し、精神的にも肉体的にもさまざまな病気が発症するようになる。

現代人の腸内細菌は、戦前までの日本人と比べて善玉菌が半減し、悪玉菌優位になって腸内腐敗が進んでいる。善玉菌が減少し、悪玉菌が増加した理由はいくつか考えられる。

①肉食の増加により摂取される動物性タンパク質（肉）の分解と消化には長時間（6〜10時間）を要し、大量の消化酵素が消費される。しかも、未消化のタンパク質が大腸内に長期間滞留することで、肉タンパク質が大好物のウェルシュ菌や大腸菌などの悪玉菌が大繁殖する。

②食物繊維成分をまったく含まない肉の脂分がドロドロ状態で腸壁にへばりつき、長時間腸内に滞留すると、便秘や宿便の原因となり、悪玉菌がいっそう繁殖する。

③白砂糖やトランス脂肪酸（コンビニ食、ファストフード、ジャンクフード、スナック菓子、インスタント食品に含まれている）を多く摂ることで、悪玉菌が増加する。

④精神的ストレスが大腸にダメージを与え、悪玉菌が増加する。精神的ストレスで緊張状態が続くと、交感神経がいつも優位なままになり、腸の蠕動運動が低下して便秘になる。その結果、腸内腐敗が進み、悪玉菌も増殖する。とくに極度な精神的ストレスは善玉菌にダメージを与えるため、腸内環境はますます悪化する。これが、うつ病の原因にもなる。

☆腸年齢は実年齢より20歳も30歳も老化している

腸内腐敗が進行し、増殖した悪玉菌が大量に発生させるアンモニアや硫化水素、アミン、インドール、スカトール、フェノールなどの有毒物質によって腸壁に炎症が起こります。

小腸の腸壁には、小さく分解、消化されたアミノ酸、糖、脂肪酸、酵素、ビタミン、ミネラルなどの栄養素を血液中へ取り込む絨毛がびっしり存在しています。その絨毛の表面は、獣毛細胞が細かい網目状になっていて、広げればテニスコート1枚半分にもなります。

ところが腸内腐敗による有害毒素で腸壁に炎症が生じると、絨毛細胞が破壊され、腸粘膜に大きな穴まで生じてしまいます。その穴から、未消化の栄養素や有害毒素、化学物質（食品添加物や農薬など）などが侵入します。この現象をリーキーガット症候群（腸管壁浸漏症候群）といいます。

腸管の絨毛組織内にはリンパ腺のパイエル板が張り巡らされていて、免疫細胞が外から入ってくる敵を防ぐ防衛軍のように待ち構えています。これが腸管免疫の仕組みで、全身の免疫細胞（リンパ球、顆粒菌、マクロファージなどの白血球）の70％が小腸に集まっています。

この免疫細胞は腸壁から侵入した未消化のタンパク質や炭水化物、脂質を異物（敵）と見なし、排除しようと攻撃を加えます。ところが、家庭や保育園、学校、さらには外食で多くの肉や酸化した悪い油、トランス脂肪酸、合成食品添加物を摂るようになった子どもたちの腸内では腐敗が進み、腸年齢はすでに実年齢よりも20歳も30歳も老化しています。ですから、20代の腸年齢は平均45・7歳、30代で平均51・3歳になっているというデータも報告されています。

腸内腐敗は年齢が低いほど進みやすいのです。実際に子どもたちを指導していると、小中学生の腸内腐敗はかなり進んでいるのではないかと心配になります。それは、善玉菌が大好きな食物繊維や酵素を大量に含んだ生野菜や海藻、発酵食品、刺身魚が家庭の食事から減り、学校給食からはほとんど失われているからです。しかも、学校給食では悪玉菌が大好きな質の悪い米国産牛肉、質の悪い油を使った揚げ物、合成食品添加物を含んだ加工食品が多いのです。

☆突然、母を襲った3度の危機は薬の副作用が原因だった

私の母は77歳のとき、心不全呼吸で救急搬送され、緊急入院したことがあります。数日間で体がむくみ、4キロも体重が増し、さらに肺には水が溜まって呼吸困難に陥りました。

あと2、3時間緊急処置が遅ければ、生命も危ないところでした。

利尿剤で水は取れましたが、翌日から突然、「せん妄」という急性の認知症様症状が出て、幻聴、幻覚、幻視などで通常では見えないはずの風景や人が見えたり、聞こえないはずの人の声や音楽が聞こえたりしていました。まるで空中パノラマの映画を見ているように、1時間も2時間も幼児のようにはしゃぐこともありました。

目がパチッと開き、丸2日間一睡もできませんでした。ついには入院していることもまったくわからなくなり、「家に帰る！」と突然立ち上がって暴れ出しました。看護師も私もまったく手に負えず、その状態は明け方まで続きました。これには、さすがの私もまいってしまいました。

翌日、昼間は少し症状が和らぎましたが、夜になるとまた暴れ出したのです。家族全員、母は完全にボケたと思いました。幸い体力を消耗し切った母は気を失うように24時間眠り続けました。それから数日間かけて徐々に元の母に戻りましたが、これが「せん妄」という症状だと後で知りました。

入院の際、看護師さんから、心不全の患者さんのなかには幻覚症状になって暴れる人がたまにいますから、その場合は家族の方が付き添ってくださいという説明があったことを思い出しました。それにしても、まさかこれほどの状態になるとは家族の誰も予想していませんでした。

友人の医学博士である岡田恒良先生に電話で相談したところ、それは常用していた薬の一つ、抗不安剤のデパスによる副作用だと知らされ驚きました。精神安定剤として公立病院の精神内科より処方され、5年以上服用し続けていたようです。

せん妄から回復し始めるやいなや、母は「デパス、デパス」と口癖のように探していました。確かにデパス中毒のようでした。他にも、2つの公立病院から合わせて10種類以上の薬を処方されていたこともわかりました。C型肝炎の薬、精神安定剤、睡眠薬、帯状疱疹の薬……。驚いたのは高血圧でもないのに、血圧降圧剤を20年近く服用し続けていたことです。

10年ほど前、頭の奥から軍歌や童謡がいつも聞こえると言うので、私立病院へ一時入院したことがあります。そのときも常用していた薬の副作用らしいとわかり、病院側は処方薬の種類を減らしました。

それから数年後、今度は自宅で入浴中に浴槽内で意識を失いました。幸い、救急車の運転経験のある父が発見し、救急処置を施して蘇生させました。そのときも母の薬を調べてみると、２カ所の公立病院から合わせて11種類もの薬を処方されていて、母は全部しっかり飲んでいたのです。

私はたまに会う母がぼうっとうつろな目をしているので変だなと思いましたが、それほどたくさんの薬を飲むようになっていたことには気づきませんでした。私は「薬は毒だ」と言っていましたが、母にとっては「医者は神様」なので、老人健診や精密検査の度に医師からすすめられる薬をそのまま飲んでいたのです。

それにしても、高血圧でもない母はなぜ長期間、血圧降圧剤を飲んでいたのか、なぜ公立病院の精神内科や神経内科は母に血圧降圧剤を出したのか調べてみました。60歳ころにたまたま血圧の上が１６０あったことで高血圧と診断され、血圧降圧剤を処方されました。それ以来ずっと血圧降圧剤を処方され、飲み続けていたようです。

その後の検診では、いつも血圧は正常値でしたが、血圧降圧剤を飲んでいるから正常なのだと本人は思い込んで常用し続けていたのです。

心不全については、バイパス手術を受けて落ち着き退院しましたが、その後に処方された薬は、①バイアスピリン錠１００mg、②ラシックス錠40mg、③アルダクトンA錠25mg、④ザイロリック錠１００mg、⑤パナルジン錠１００mg、⑥ガスター錠20mg、⑦レンドルミン錠0・25錠、⑧ディオバン錠80mg、⑨アーチスト錠2・5mg、⑩ムコスタ錠100mgと10種類もありました。その他に、院内で転倒した打撲の鎮痛剤であるステロイド剤など3種類を合わせると、全部で13種類にも及びました。

この担当医師は腕がよくて、2回にわたるバイパス手術を成功させましたし、人間的にも好感の持てるやさしい方なので、母は非常に信頼していました。しかし、このリストを岡田博士に見ていただいたところ、ひどく驚かれました。岡田博士は、愛知県下のある市民病院の外科部長でしたが、手術と薬漬けの病院医療に矛盾を感じ、辞めて独立しました。その岡田先生が、母には半分以上は不要な薬だと指摘されました。とくに血圧降圧剤のディオバン錠については、心不全には認められない適用外の薬だというのです。

病院はなぜ、これほど多くの薬を処方するのでしょうか。一つの薬の副作用を抑えるために別の薬を処方するからですが、これは薬による負の連鎖に他なりません。なんと19種類も薬を処方されるケースもありました。

こうしたことが起こる背景には、現在の点数制度による保険医療体制では薬を多く出さなければ病院経営が成り立たないという事情も影響しているでしょう。しかも、医学部で教えられる内容は手術と処方薬の対症療法です。それは、患者を薬と手術だけで治す対症療法であって、患者一人ひとりの病気に寄り添い、生活習慣や食習慣などを観察しながら病気を根底から解決する医療ではないからです。

薬は化学物質であり、個別の症状に対して服用させますが、必ず副作用があるので体全体の免疫力を落としてしまいます。緊急の場合、やむを得ない手術時に最低限必要な緊急処置として薬を処方するならまだしも、慢性的な疾患に長期にわたって服用させることは間違いなく副作用による障害が出てきます。

しかも、その症状に対処するために別の薬を処方し続けると、さらに別の症状が出てきて、また別の薬を処方することになります。まさに薬による負の連鎖となり、人間がまるでモルモット同然になってしまいます。

残念ながら、これが現代の多くの医療現場の実態です。その薬漬けをもっとも喜ぶのは、他ならぬ製薬会社なのです。製薬会社は、特許の医薬品を開発するために何十億円、何百億円もの研究開発費を注ぎ込み、厚労省の認可を取ります。ただし、臨床試験は長くてせいぜい5年しか行なっていません。5年以上経過した薬の副作用には、製薬会社も国も一切責任を負いません。

現在、わが国の医療に関わる費用は年間50兆円になっています。そのうち、薬だけで10

兆円を超えています。まさしく日本は〝薬剤大国〟なのです。

☆引き下げられた高血圧のガイドライン

日本人がいかに薬漬けになっているかの典型例が高血圧です。現在、中年以上の2人に1人が高血圧を下げる血圧降下剤を服用しています。正常血圧のガイドラインは1997年にはWHOもわが国も、上は160以下で、下は95以上でした。

ところが2000年には、上が140以下、下が90以上となり、投薬治療を行なう高血圧の範囲が広げられたのです。この時点で、わが国では5000万人が投薬治療の対象になりました。なんと大人2人のうち1人の割合です。

さらにその後、正常血圧の範囲が変更され、中年層は上が130以下、下が85以上になりました。正常値だった人がいつの間にか高血圧と診断され、血圧降圧剤の服用を医師からすすめられるようになったのです。

私の母は「私は低血圧だ」というのが口癖で、事実、上が100で、下は50前後でした。ところが、いつの間にか高血圧と診断され、血圧降圧剤を処方されて常用するようになっていたのです。

調べてみると、たまたま一度だけ上が１６０だっただけでした。その以前も、そのとき以降もそんな数値は見当たりません。にもかかわらず、それ以来20年近く、ずっと飲み続けていたのです。

じつは、母は10数年間にわたって朝昼晩、血圧の数値をノートに書き込んでいました。それを見ても、上は90から１４０の範囲ですし、下は40から70の範囲だったのです。結局、なんらかの原因で、たまたま1回だけの１６０という数値のために、血圧降圧剤を処方され続けたのです。しかも、本人は薬のおかげで血圧が下がっていると思い込んでいました。

一般に70代、80代になれば、血圧は誰でも高いのが当たり前であり、病気とはいえません。たとえ上が１６０になっても、まったくおかしくないし、母は普段が低すぎるほどだったのです。

私の同級生を調べてみると、半数は50代からの住民健診で高血圧と診断され、血圧降圧剤を常用するようになっています。上が１４０で、下が90という診断の数値で血圧降圧剤を飲むように言われた人も多くいました。

じつは私自身も48歳の住民健診で、上が１５１、下が83で高血圧と診断され、血圧降圧剤を飲むように言われました。当時の私は肥満で睡眠不足、狭心症、高脂血症という状態でしたから、高血圧と言われても仕方なかったでしょうが、「薬は毒だ！」と確信していた私は、絶対に血圧降圧剤を飲むまいと決め、自分で血圧を下げてやると決意しました。

その後の自助努力で、わずか2年間で血圧は基準値内に下がりました。現在は、上が120前後で、下は70前後ですが、しばらくの間、朝・昼・夜と血圧を測り続けたことがあります。それでわかったことは、血圧は朝がもっとも高く、夜がもっとも低いということです。また、プールでトレーニングした後は30前後血圧の数値が下がっていましたが、逆に仕事でストレスがかかったりハードな力仕事をしたりした直後は、血圧が高くなっていました。当然、ゆったりリラックスしているときの血圧は下がっていました。

定期健診（人間ドック）や住民健診が午前中の早い時間だったり、慌てて健診に行ったりした場合、血圧が高くなるのは当たり前ですし、人によっては健診の場所に来ると気持ちが高ぶり、血圧が上昇するケースも結構多いと看護師から聞いたことがあります。

そもそも高血圧と診断されて、血圧降圧剤を服用することには大きな落とし穴が2つあります。

まず、上が140、下が90というガイドライン自体がおかしいと思われます。1日のうち、もっとも低いときに上が140で、下が90ならまだしも、たまたま何かの原因で瞬間的に出た数値で高血圧と決めつけてしまうのは問題です。その数値だけで、ほとんどの医師は薬を処方しますが、高血圧の原因を根本から改善する指導やアドバイスはまったくといっていいほどしていません。せいぜい、塩分を控えてくださいと言うのみです。

ちなみに塩分については、精製した一般の食塩が問題なのであって、たっぷりとミネラルを含み、高血圧に影響を与えるどころか身体に良い天然塩のことなどは一切説明しません。予防医学的な働きかけがまったく欠如しているからです。

わが国の血圧降圧剤は1兆円産業にまで急成長しています。まさに、ビッグビジネスです。世界の標準からすると10倍前後になっているはずです。しかも、もっとも喜んでいるのは日本の企業よりも、巨大製薬メーカーであるドイツや米国、イギリスなどのバイエル社やアストラゼネカ社をはじめとする多国籍企業です。

日本だけでなく、今やほとんどの先進国が巨大な医療大国です。医療費だけで国家倒産をきたす規模にまで膨らんでいます。とくにその背後で肥え太っているのが巨大な製薬メーカーなのです。高血圧の薬だけでなく、糖尿病、高脂血症、うつ病、アレルギー、胃腸病、リウマチなどの慢性疾患薬など拡大し続けています。

もし、予防医学を国の医療政策の第一の柱に据え、食生活や生活習慣を正して過剰なストレスのない社会作りと、薬害の無い医療を目指すなら、病気は10分の1に減るでしょう。それによって、国の財政負担もどれだけ楽になるのでしょうか。その結果、国民一人ひとりの医療に対する税負担もグーンと減り、健全な長寿国家への展望が開けてきます。

☆医者にすすめられるままに薬を飲み続ける

母が意識不明になったり心不全に至ったりしたカラクリは、何より薬の負の連鎖にあったことは先に述べたとおりですが、いかに薬が母の身体を蝕んでいったかを知るため、私はさらに20年前からの母の様子を調べてみました。内容が若干重複するところもありますが、さらに詳しく述べてみます。

父母は長く種豚業を営み、毎週1晩は徹夜で豚のお産に付きっきりというハードな仕事をこなしていました。そんななか、たまたま血圧検査で160の数値が出て高血圧と診断され、血圧降圧剤を飲み続けることになったのですが、このことが引き金で抗不安剤や睡眠薬も処方されるようになっていたのです。

血圧降圧は間接的に交感神経を刺激します。普通ならば、夜になると副交感神経が優位になってぐっすり眠れるはずなのに、交感神経が高ぶったままの状態になって眠りが浅かったり眠れなかったりすることが増えていきました。

もともと母は心配性気味で、夜横になってもあれこれと考えて眠れなくなるタイプでしたから、いよいよ不眠症になってしまいました。そのことをかかりつけの医師に相談したところ、抗不安剤や睡眠薬を処方され飲みはじめたのです。

当初は薬が効き、ぐっすり眠れたようですが、徐々に効き目が薄れ、以前よりもっと眠れなくなりました。そのことを医師に相談すると、さらに強い抗不安剤や睡眠薬をすすめられました。それで眠れるようになりましたが、数カ月すると、今度は3、4時間で目が覚めてしまい、そのまま意識がハッキリして眠れなくなりました。これは半減期といって、強い睡眠薬の効果時間が3、4時間と短くなるからです。

そのころから終日、頭がボーっとしたり、集中力を欠いてイライラしたりすることが多くなりました。そして、ついに頭の中から童謡や軍歌が聞こえる幻聴がはじまったのです。寝ても覚めても1日中幻聴が聞こえるようになり、市立病院の精神科に入院しました。そこで睡眠薬や抗不安剤の服用を止めると、徐々に幻聴が薄れてきて退院しました。

結局、強い睡眠薬が原因だったとわかり、退院後は薬の服用を最小限にしました。ただし、血圧降圧剤は飲み続けていたようです。その後1年経ったころ、なぜか非常に強い睡眠薬ハルシオンを処方されて飲みはじめました。しかも別の公立病院からは抗不安剤を処方され、何と全部で11種類もの薬を服用するようになっていたのです。そのころの母は、物忘れがひどく、うつろな目になっていることがしばしばでした。

そんなある日、入浴中に気を失い、溺死寸前の事故に遭いました。元国立病院の看護婦長だった叔母が調べて、原因は服用したいくつもの強い睡眠剤と抗不安剤だとわかり、すぐに服用を止めました。お陰で元気になりましたが、相変わらずかかりつけの公立病院の精神内科から出された血圧降圧剤だけは、しっかりと飲み続けていたのです。

さらに1年ほど経ったころ、精神内科から非常に強い抗不安剤のデパスと強い認知症用剤の2種類を含めた7種類の薬が処方され、母はすべて服用し続けました。その状態が3年ほど続いたところで、先に述べたように心不全で身体に水が溜まり、呼吸困難に陥って救急車で搬送されました。「せん妄」になっていました。

母は「二度あることは三度ある」をまさに地で行った感じでした。母に起こったシナリオは三度とも同じでした。不要な血圧降圧剤で交感神経が刺激され、自律神経失調症になり、抗不安剤（精神安定剤）と睡眠薬を飲み続けました。その結果、幻聴や幻覚、意識喪失が起こり、心臓疾患を発症するに至ったのです。すべては薬による副作用が大きな原因でした。

三度の命の危機を体験して、母はようやく私の警告をまともに聞くようになりました。今まで飲んでいた睡眠薬、抗不安剤はもとより、ずっと飲み続けていた血圧降圧剤も止めました。

地元のかかりつけの医師は、母が息子から「薬は飲むな！」と言われていることを知り、漢方薬だけを処方しました。しかし、それでも数カ月すると、再び元の薬を処方され持って帰るので、私は毎週気を付けて様子を見ています。それほど年寄りには、「医者は神様」なのです。

結局、母は肝硬変が原因で85歳で亡くなりました。44歳のときに子宮筋腫全摘手術を受け、そのときの輸血でC型肝炎にもなっていましたが、何より60歳で血圧降圧剤を飲みはじめ、続けて抗うつ剤、抗不安剤（精神安定剤）、睡眠導入剤など10種類以上の多剤服用が肝臓や腎臓にダメージを与えていたのです。最後は肝硬変や腎不全になり、最期を迎えました。

私の田舎の親戚やその近所には、85歳、94歳、95歳、99歳、１００歳でも元気で健康なおじいさん、おばあさんがいます。共通しているのは、まったく薬は飲まず、肉も食べず、自分で作った作物で一人暮らしをしていることです。ボケはまったく見られず、病院とは無縁な生活をしています。

車を使えないので自分で病院には行けないという事情もありますが、何でも一人でやりながら生活しています。それは、実に大自然にマッチした暮らし方で、それが健康長寿につながっています。

父のほうは、血圧降圧剤、血糖降下剤はじめ数種類の医薬品を長年処方されていましたが、誰かから聞いたのでしょう、「薬は毒だ！」と確信し、早い時期から薬は服用せず捨てていました。92歳まで一人暮らしで農業をしていましたが、深い田んぼにはまり膝を痛め、歩行できなくなりました。その後、老人ホームに入りました。幸い足腰が弱った以外には悪いところがなく、薬は一切服用しませんでしたが、94歳で老衰のため亡くなりました。

☆抗うつ剤の恐ろしい落とし穴

長期の薬の弊害は、高血圧に限ったことではありません。私と同年代の50～60代の人たちには、糖尿病、高脂血症、動脈硬化、狭心症、心臓疾患、アトピー、喘息、腰痛、うつ病、胃腸病、潰瘍性大腸炎、リウマチ、痛風、膠原病、慢性腎炎、ガンなどの生活習慣病や慢性病で、医師の処方通りに薬を服用し続け、薬漬け状態になっていることが多いのです。

薬のいちばんの副作用は、交感神経を高ぶらせ自律神経のリズムとバランスを崩して免疫力と自然治癒力と生命力を落とすことです。さらに、治療対象以外の内臓や器官、組織まで破壊し、新たに病気を誘発させます。

こうした薬の処方で、最近、急速に増えているのが抗うつ剤です。過剰なストレスで心を病む人が多くなり、医師から「うつ病」と診断されて抗うつ剤を処方されます。その代表的な薬がルボックスやパキシルです。

主婦、小学校の先生、若者や子ども、高学歴者などで増加していて、日本人全体の1割がうつ病かうつ状態であるといわれています。私の知り合いである小学校の先生は、子どもと親（ＰＴＡ）と学校側に挟まれて、まったく自信を失ってしまい、心療内科で「うつ病」と診断されました。

抗うつ剤ルボックスを処方され服用しましたが、一向に改善されず、夜も眠れず、学校へ行く気力を失うほどひどくなりました。さらに精神安定剤や睡眠薬も服用し、まさに薬漬け状態になってしまったのです。ついに教職を辞めてしまいました。

ある主婦は、子育てに疲れ果て、忙しい夫にも相談に乗ってもらえず、心療内科で「うつ病」と診断されて抗うつ剤を処方されました。その後、処方薬の種類が増えていき、10種類を超えました。

薬を飲み続けていると何もする気力がなくなり、家事も十分にこなせなくなりました。脱力感、動悸、頭痛、食欲不振に悩まされながら、ほとんど家に引きこもったままに。ところが、別の病院で診てもらうと薬を止められ、そのアドバイスに従って徐々に薬を減らし最後はまったく服用を止めました。すると、うつ状態まで自然と消えてしまったのです。

いったい、どうしてこういうことが起こるのでしょうか。ルボックスやパキシルは「選択的セロトニン再取り込み阻害剤」ですが、こういう抗うつ剤は脳内化学物質であるセロトニン不足がうつ病を引き起こすという説に従って開発された薬品です。ところが、この薬はたいへん依存性が強く、攻撃的になったり、若者や子どもの場合は自殺行動に走ったりしやすいことがわかってきています。

この抗うつ剤に他の抗うつ剤や抗不安剤、睡眠剤まで加わることで、さらに恐ろしい副作用が出てきます。

そもそも、うつ病はセロトニン不足が原因という説は一部の説であり、たとえそうであったとしても、なぜセロトニン不足になるのか根本的な原因までは判明していません。うつ病の根本原因は、精神的ストレスからきている可能性が高いのです。ですから、その精神的ストレスの原因を見つけて解決することが、もっとも根本的なうつ病治療になるはずです。それを化学物質で治そうとする考え方自体が、初めからおかしいのであって、冷静に考えれば誰にでもわかるはずです。

先に述べたように、うつ傾向になっている人も合わせれば、日本人のうつ病は1000万人を超えています。総合病院はもちろんのこと、全国の駅前にあるクリニックにも心療内科が必ずあります。それほど受診する人々が増えてきています。

心療内科や精神内科、神経内科では、製薬メーカーのマニュアルに基づいて、倦怠感（だるい）、食欲不振、不眠（眠れない、目がよく覚める）、気が滅入る、肩こり、頭痛、気分が落ち込む、やる気が出ない……といった症状があれば一律に「うつ病」と診断し、抗うつ剤を処方します。

最初は、効き目が弱い抗うつ剤一点からスタートしますが、効果が薄れてくると、徐々に強い抗うつ剤や抗不安剤、精神安定剤（うつ病3点セット）や睡眠剤が処方されていきます。

抗不安剤の中には、私の母が「せん妄」になって暴れた原因となったデパスも含まれます。デパスは強い依存性を持っているため、数年服用すると脳の神経細胞に蓄積されて脳細胞を破壊します。

睡眠剤はぐっすり眠れる薬だと思い込んでいる人が多いのですが、正確には気を失っているだけなのです。睡眠薬は交感神経を興奮させ、感覚をマヒさせて意識を失わせることで眠るようにする一種の麻薬です。

睡眠剤のハルシオンやマイスリー、抗不安剤のデパスなどを常用していくと、高齢者は私の母のように「せん妄」になったり、認知症の症状が突然現われたりします。「せん妄」になったときのことは本人はまったく覚えていません。

睡眠剤は大量に飲めば、二度と目覚めることなく死に至ります。あのマイケル・ジャクソンも担当医の処方通りに長年、うつ病3点セットや睡眠剤を服用し続けた結果、死んでしまいました。

抗うつ剤は「セロトニン不足がうつ病の原因」であるという認識のもとで処方されますが、近年普及しているのは、セロトニンが脳の神経細胞周辺から逃げ出さないようにブロックするSSRI［選択的セロトニン再取り込み阻害剤、フルボキサミン、パロキセチン

（パキシル）、セルトラリン、エスシタロプラム」と、セロトニンとノルアドレナリンの再取り込み阻害薬としてＳＮＲＩ［ミルナシプラン、デュロキセチン、ベンラファキシン］があります。

日本では、こうした抗うつ剤が「軽いうつ状態」でも当たり前のように処方されています。薬を出さなければ病院経営できないという保険医療体制も関係しています。ところが、ＳＳＲＩやＳＮＲＩなどの抗うつ剤は、たいへん危険な副作用を伴っています。

私の母は82歳のとき、転倒して左大腿骨骨折し、市民病院で手術をしましたが、その後は民間の病院へ移り、リハビリをしました。お陰で順調に回復し、予定より早く退院できたのは良かったのですが、退院１週間前から被害妄想や攻撃的言動が増えていました。退院後は突然気を失ったり、池に入って自殺しようとしたりと、おかしな行動を取るようになったため、再び市民病院へ入院しました。

すると今度は、夜になっても眠らず、医師に暴言を吐き、看護師を叩いたり、罵倒したりとひどく攻撃的になり、錯乱状態とパニック状態をくり返しました。母はもともと、私たち兄弟を毎日10回でも１００回でも誉めて育ててくれました。一度も叱ったり、怒鳴ったりしたことはなく、誰に対してもやさしく仏様のような心で接していました。ですから、誰からも慕われていたので、母のこんな言動を見たのは初めてでした。

担当医師から「この、ひどいせん妄は薬が原因です。これまでどんな薬を処方されていましたか?」と聞かれ、私はすぐ、リハビリ病院を尋ねて処方箋を調べました。なかでも、退院する1週間前から新たに処方されていた薬がもっともきつい抗うつ剤SSRIのパキシルだとわかりました。

SSRIの一般的な副作用は、知性的思考を担う前頭葉（前頭前野）の働きを抑え、意欲を失わせること、ドーパミンの分泌を低下させること、無気力状態にすること、理性を低下させることなどです。SSRIのなかでももっとも強いパキシルは、脳をパニック状態にさせ、人への攻撃性と自殺願望をもたらします。日本では、パキシルの処方がスタートした1998年、自殺者が前年の2万人から3万2000人台に激増しました。

パキシルの副作用としては不眠、不安、焦燥感、イライラ、錯乱、怒り、敵意、ムカムカ感、怒鳴る、叫ぶ、奇声、殴る、蹴る、攻撃性、徘徊、幻覚のほか、死にたい思いや殺したい思いが強まるといったことがあります。

抗不安剤のデパスや睡眠剤による「せん妄」は、本人にはまったく自覚が無く、そのときの言動を覚えていませんが、パキシルによる「せん妄」は自分の言動をすべて覚えています。自分の理性では制御不能な状態に陥り、その衝動から来る行動をまったくコントロールできなくなってしまうのです。

事実、母は市立病院で暴れたことや、池に入り自殺しようとしたことはすべて覚えていました。わかっていても、自分の理性では抑えられなかったと言います。市立病院へ再入院し、パキシルの副作用が消えると、母は正常に戻りました。

米国の巨大な製薬メーカー「グラクソ・スミスクライン社」がパキシルを製造していますが、この薬のとんでもない副作用に対して全米から4000件以上の訴訟が起こっています。ニューヨーク州司法長官が州を代表してメーカーに訴訟を起こしたことでも有名になりました。

日本の厚労省も2009年に危険性を警告していますが、多くの病院は少しでもうつ的症状が見られたら当たり前のようにパキシルを処方しています。母もその一人でした。数年前からNHKも、抗うつ剤の3点セットと睡眠剤で、ますます症状がひどくなっていること、人間性や社会的生活が失われてしまうこと、そして、この3点セットを減らし、止めるとともに、うつ病の根本原因である精神的ストレスを解消することこそ必要であると何度も報道しています。そのこともあって、民放でもパキシルの危険性が取り上げられるようになりました。

しかし、それでもほとんどの医療現場では、相変わらず3点セットや睡眠剤が大量に処方され続けています。それは、日本が世界一、多剤療法を施す医療国家であることとも関係しています。

一人の患者に、数種類から10数種類もの薬が一つか二つの病院から処方されているのが実状です。抗うつ剤だけとっても世界の常識は1種類のみの処方なのに、日本では2種類から3種類が当たり前に処方されています。私の母は、抗うつ剤のルボックス、トレドミンの2種類と抗不安剤のデパスが一つの病院から長く処方されていました。そして、リハビリ病院では、もっとも強いパキシルが処方されました。

うつ病に対して長期にわたり多剤療法を続けると、

①昼間でも判断力、記憶力低下、不安と興奮を増大
②高齢者には「せん妄」や認知症症状
③強い依存性の中毒状態

といった副作用が現われてきます。若い人でも仕事ができなくなり、社会への適応能力まで失います。

うつ病は、あくまで精神的なストレスが根本原因で生じる心の病です。表面に現われた症状を薬だけで抑えて治療しようとすること自体が間違っているのです。

じつは、わが国の医療は、米国の巨大製薬メーカーの巨大マーケットとして仕組まれてしまっています。そのことにいち早く気づいた米国の半数近い医師たちは、患者を薬漬けにせず、食の改善指導をする栄養士やメンタル指導を行なう精神カウンセラーと組み、三位一体となって治療に取り組んでいます。残念ながらわが国では、そのことに気づいた医師はごく一部しかいません。

(二) セロトニン分泌強化と腸内腐敗の改善

☆朝型人間になりセロトニン分泌を強化する

うつ病の根本原因は精神的ストレスですが、「覚醒・精神安定ホルモン」であるセロトニンこそが最大のストレス対策ホルモンです。ですからセロトニンの分泌を強化することがうつ病対策になりますが、それには朝の太陽光を浴びることです。セロトニンの分泌が強化されます。

朝日を浴びると一日が充実し、予定のスケジュールをこなせます。そして、夜は早く眠ると、大量のメラトニンが分泌されます。子どもは夜10時には寝ましょう。メラトニン分泌のゴールデンタイムは夜の10時から午前2時だからです。大人も同様ですが、なかなか子どものようにはいかないでしょうが、遅くとも12時前には床に就きましょう。

とはいっても、夜型の人間が突然、朝型に睡眠リズムを切り替えることは容易ではありません。そこでおすすめなのは、1カ月間のスケジュール表を作成し、見える所に張り出しておくことです。そこに目標時間をクリアしたら○印と就寝時刻を書き出し、できなければ×印を毎日つけます。1カ月間で○が9割以上になれば、もう朝型人間のリズムの身体になっています。

眠るときは、寝室を真っ暗にして寝ましょう。やむを得ず明るい場合は、アイマスクをして寝ることです。寝室が明るいとメラトニンの分泌量が減少するからです。

同時に、体内でセロトニンを多く合成することも大切です。セロトニンの合成には、必須アミノ酸の一つであるトリプトファンとビタミンB_6、B_{12}、ナイアシンが必要です。

トリプトファンが多く含まれる食物は大豆や豚肉です。ただし豚肉は腸内の悪玉菌が増える原因となるため、善玉菌が喜ぶ大豆を多く摂ることが大切です。ビタミンB_6、B_{12}、ナイアシンを多く産生するのは善玉菌です。ですから、そのためにも善玉菌を増やしておくことが必要です。

☆食生活の改善で善玉菌を増やす

うつ病対策には腸内腐敗を改善し、腸脳を活性化することだと述べましたが、それには腸内の善玉菌を増やすことです。

まず悪玉菌が大好物の肉や砂糖を極力控えるようにします。牛、豚、鶏より体温の低い人間の腸内では、食肉に含まれる脂分がドロドロ状態になり、腸内環境を悪化させます。悪玉菌を増殖させないタンパク質と脂分を摂るには、大豆や魚が最適です。

善玉菌そのものを増やすには、食物繊維がたっぷりの野菜や玄米、海藻類を多く摂ることです。また、化学物質の入っていない発酵食品も善玉菌を助けます。反対に、腸内細菌を殺す農薬や合成食品添加物などの化学物質が入った食品は摂らないことです。抗生物質などの医薬品も腸内細菌を殺すので避けることです。

善玉菌が増えれば腸内環境が改善し、腸管免疫力がグーンと強くなり、腸脳が活性化しますそれによって本能的な直感力が冴えてきますし、意識力が強化されてストレスに強くなります。

腸をきれいにして善玉菌を増やし、消化を助けて下痢や便秘を解消し、血液まできれいにする秘訣として、私が指導しているのが手作り酵素です。手作り酵素は市販の酵素と違い自分で作るため、自分の常在菌が大量に繁殖します。飲むことで自分自身の腸内細菌を大量に増やすことができます。

市販の酵素飲料は、厚労省の加熱殺菌基準があるため、酵素がほとんど破壊されていますが、自分で作る手作り酵素は加熱する必要がないため、大量の酵素が生きたまま存在しています。さらに、必須アミノ酸、ブドウ糖、果糖、ミネラル、ビタミン、抗酸化物質、核酸、脂肪酸などの栄養素が豊富に含まれていて、食事代わりにもなります。私は、朝食、昼食は手作り酵素のみで過ごし、夕食だけ食べる1日1食生活を続けています。お陰でアスリートレベルの筋肉質を維持しています。

㈢丹田と森の香り精油でストレスに強くなる

☆丹田を鍛える

丹田を鍛えることで意志力を強くすることもうつ病対策になります。丹田を鍛える方法はパートⅠで述べましたが、もう一度まとめておきます。

①丹田ウォーキング（丹田歩行）

精神的ストレスが大きくなると、目線が下がり、うつむきかげんになり、へっぴり腰で歩きがちです。昔のサムライは腰に重い刀を差し、丹田に重心を置き、堂々と歩いていました。サムライのように胸を張り、目は前方を見ます。腰を入れて丹田を突き出すようにして思いきりつま先で蹴り、かかとで着地しながら大股で歩きます。これが丹田ウォーキングのコツですが、こうして歩くだけで丹田が鍛えられます。

②丹田呼吸

精神的ストレスが長く続くと、交感神経優位になり緊張状態のままになります。呼吸は無意識のうちに浅く弱々しい胸式呼吸になってしまいます。夜も交感神経優位のままで眠られず、自律神経のバランスが崩れていきます。

丹田呼吸で深くゆっくりとした呼吸を行なっていると、徐々に気持ちが落ち着いてきてリラックスできます。そして、次第に副交感神経優位になり、夜はリラックスして眠れるようになります。それにつれて精神的ストレスは消えます。

精神的ストレスは日々の人間関係や仕事などで生じます。それが毎日続くと、たとえ軽くてもボディーブローのようにダメージが深くなります。夜になってもしだいに眠れなくなります。

ところが丹田呼吸をして、いつも深い呼吸をしていると、突然予期せぬことが起こっても呼吸は乱れず、冷静に客観的に対処することができます。

深い呼吸や丹田呼吸を身につけるための呼吸法はいろいろありますが、残念ながら日常の呼吸はわずかに深くなっても、やはり浅いままであることがほとんどです。ところがパートⅠで紹介した丹田発声のトレーニングを行なえば、誰でも無意識に24時間深い呼吸や丹田呼吸になってしまいます。

こうなれば、いかなる状況でも過剰に精神的ストレスを溜め込むことはなくなります。昔のサムライには、そういう人物がたくさんいました。

③丹田発声

現代の日本人のほとんどが、胸式呼吸で発声をしながらしゃべっているので迫力がありません。英語は腹式呼吸で息を吐き出すようにしゃべるので、日本語をしゃべるよりも迫力があります。

それでも昔のサムライは、幼少期から剣術の素振りの稽古で、腰を入れて頭上から木刀を振り下ろし、丹田発声で「エイッ！　エイッ！」と掛け声をかけていました。これを毎日何百回も行なうなかで、自然に丹田発声が身につきました。武士の娘も薙刀《なぎなた》の稽古を行なっていました。

そのようにして日常から丹田発声を行ない、自然に丹田呼吸が身についていたので、サムライの意志力も気迫も強かったのです。そのサムライが日本を守っていたからこそ、わが国は欧米に支配されず、植民地にもならなかった世界で唯一の国だったのです。だからこそ個人の欲望を超えて義のために命をかけて戦い、切腹さえできたわけです。

丹田発声のトレーニングは、背筋を伸ばし、丹田上に手を当て、気合いをかけるように一音一音区切りながら音読します。一音一音区切りながら発声できるのは、世界の言語の中で唯一日本語だけです。この方法で丹田発声が身につくと、普段のしゃべりも自然に丹田発声になります。

普段から丹田発声をしていると、常に腹部全体の筋肉を使うため、お腹の脂肪がとれます。丹田発声は全身が振動するため、全身の脂肪も燃焼してダイエットもできます。そして何よりすごいのは、普段の呼吸が自然に丹田呼吸に近くなることです。酸素を十分吸い込むので、細胞内のミトコンドリアに酸素がたっぷり供給され、エネルギーの生産が活発になるため体温が上昇し、免疫力もアップし、健康になります。

丹田発声でしゃべると、言葉に重みが増し、説得力や気迫のある話し方になります。肝が座り、何があろうと平常心でいられるようになりますし、プレッシャーやストレスに強くなり、何事にも焦らなくなります。さらに、丹田発声が身につけば、歌唱音域が広がり、声の艶や響き、声量も良くなって歌唱力がグーンとアップします。

プロの歌手やアナウンサーは腹式発声ができても、丹田発声ができないため、喉に負担がかかってしまいます。もし丹田発声が身につけば、喉に負担をかけないで歌ったり話したりすることができるようになります。

普段から丹田発声をしていると、尾てい骨あたりの基底からエネルギーが背骨に沿って上昇します。その結果、体温が高くなり、気のエネルギーが取り込まれてエネルギッシュでパワフルになります。

私は、立ったまま9時間くらい連続で話し続けるセミナーを週に2日間から4日間行なっています。そんな状態が一年中続きますが、丹田発声のおかげで、まったく疲れを知りません。もちろん、声帯を痛めることもありません。

④丹田ストレッチ

ストレッチにはいろいろな型がありますが、ゆっくり丹田呼吸をしながらストレッチを行なうのが丹田ストレッチです。拙著『リーダーのための若返りの法則』（コスモ21刊）の中にも、各種の松井式ストレッチを写真解説付きで掲載しましたが、私は毎朝、ストレッチボードに立って5分間、丹田を中心にしたウォーミングアップストレッチを行ない、一日をスタートします。夕方、仕事終了後はスポーツクラブのジャグジーとプールサイド、プール内、サウナの中で丹田ストレッチを1時間行ない、たっぷりと汗を流しています。その間に5回は水シャワーや水風呂に入ります。

私にとってこの1時間は最高のストレス解消時間で、いくつものインスピレーションが湧いてきます。さらに夜の就寝前には丹田周りをほぐすクールダウンストレッチを行ない、腰のコリやハリを取ります。こうすると、心身ともにリラックスして気持ち良く眠れますし、朝はスッキリ目覚めます。

この丹田ストレッチや丹田呼吸法は、「丹田強化若返り筋力トレーニング法」のセミナーでも実演しながら指導しています。

⑤森の音を活用する

丹田呼吸と森の音を組み合わせることで、さらにストレス解消効果を高めることができます。

森の中にいると、谷川のせせらぎの音や鶯など野鳥のさえずりが聞こえてきて、素晴らしい癒し効果をもたらしてくれます。とくにミミテックで自然の音を録音したミミテックサウンド「脳内エナジーサウンド」（第1巻・谷間の鶯、第2巻・早朝のせせらぎ、第3巻・夜明けのさざ波、第4巻・沢とひぐらし、第5巻・鈴虫の夕べ）は、ヘッドホンで聴いてもお部屋にBGMとして流してもストレス解消に役立ちます。すでに全国で10万枚以上愛用されています。

☆森の香り精油で部屋を癒し空間にする

人間の五感の中でもっとも癒し効果を発揮するのが嗅覚です。その香りのなかでも最大のストレス解消をもたらすのが森の香りなのです。

わが国では、聖徳太子の飛鳥時代から「香道」といって香木を焚き、その香りの中で瞑想したり、香を鑑賞（聞香）する作法が始まりました。東大寺の正倉院に現存する「蘭奢《らんじゃ》待《たい》」という香木はたいへん有名です。

お釈迦様は、菩提樹の下で瞑想をし、悟りを開かれました。修験者は、奥深い森林の中で森の香りに包まれながら修行を積みました。お坊さんも「香」を焚きながらお経を唱えます。

今は、西欧から入ってきた植物精油（エッセンシャルオイル）を使うアロマテラピーという「芳香療法」が広がっています。これらはすべて、植物揮発精油（フィトンチッド）の香りがもたらす心身への癒し効果を利用していますが、じつはヒノキやヒバをメインとする森の香り精油（フィトンチッド）には、さらに素晴らしい効果があります。特筆すべきことは、草木の香りのなかで、もっとも脳に癒し効果がある香りは木曾のヒノキです。

その精油の香りを嗅いでいると気分が落ち着いてリラックスし、不安や緊張やイライラが和らいで精神が安定します。神経過敏の症状も改善し、それまで不眠で悩んでいた人もその香りの中で気持ち良くぐっすり眠れます。リラックスしたまま脳の集中力を高めて学習や仕事の効率を高めることもできます。

田舎育ちの私は、子ども時代からこのことを体験的に知っていました。その後、脳科学の研究をするなかで、その理由がハッキリとしました。鼻腔には5000万個の嗅細胞があります。そこで感じ取った香りの情報は嗅神経を通って嗅球へ伝わり、そこから大脳辺縁系の快・不快を感じ取る扁桃体へ伝わります。さらに記憶を司る海馬へ伝わり、最後に脳幹にある視床下部に届きます。

清々しく爽やかな森の香りを嗅いだとき、扁桃体で快感を覚え、視床下部に伝わると副交感神経が活性化して自律神経を安定させます。

おまけに、森の香りは気持ちが良いので、無意識に思いっきり吸い込もうとして深く呼吸を行ないます。それでますます副交感神経は活性化し、精神的な安定をもたらします。

左脳回路を使いすぎると脳はストレス状態になりますが、森の香りで快感を味わうと感性脳である右脳回路が活性化して、脳はリラックスします。そのとき脳はアルファ波状態になり、学習や仕事にリラックスしたまま集中できるようになります。アイディアやインスピレーションが必要なときの瞑想時や、ゆっくり眠りたいときにも効果的です。

森の香り精油で副交感神経が優位になり、気持ち良く入眠でき、ぐっすり眠ることができ、朝の目覚めも良くなります。「眠れる森の美女」ではありませんが、森の香り精油でゆっくり眠ることができます。

睡眠は知性脳である大脳新皮質が一日の疲労を取るために絶対に必要です。脳の奥にある大脳辺縁系（哺乳類の脳）は睡眠中も起きていて昼間の記憶を整理整頓し、定着・統合の作業をしています。ところが、嫌な香りがあると扁桃体が不快に感じ、それを避けようとして視床下部が交感神経を高ぶらせるため目が覚めてしまいます。

現代社会は、片時も休まらない緊張状態が続き、夜も交感神経優位なままで、ぐっすり眠ることができず、朝の目覚めが悪くなります。こんな状況のなかに居続けることで、うつ状態を抱える人が年齢を問わず増加する一方です。

自然界に、うつ状態でぼーっとしたり、やる気を無くしてフラフラしている動物がいるでしょうか。あるいは、アレルギー症状でかゆがったり、ぜんそくだったり、花粉症で目や鼻をグズグズしたりしている動物がいるでしょうか。生活習慣病を抱えている動物がいるでしょうか。

そういうことで苦しんでいるのは大自然から遠ざかった人間とペットのみです。化学物質まみれになり、汚れた空気や騒音の中に24時間身を置いていると、身も心もストレスが溜まるばかりで、さまざまな障害が起こってきます。

森の樹木が自らを守るために発する森の香り精油（フィトンチッド）には病原菌や腐敗菌を殺す殺菌作用、消臭作用、防虫作用、防カビ作用といった作用があります。精神を安定させるリラクゼーション効果にも優れています。

この森の香り精油（フィトンチッド）を室内空間いっぱいに拡散し快適な健康空間を作るために、私は20年前に空気清爽器「森林倶楽部イオンEX」を開発しました。ところが、除菌・消臭力は1カ月間持続したものの、残念ながら数日間で香りが抜けてしまい、精神安定効果が無くなってしまいました。

それから15年の年月をかけて研究を続け、1カ月間室内を森の香り精油で満たすことができる装置の開発に成功しました。それが、森の香り精油噴霧器「MORI AIR（モリエアー）」です。

「MORI AIR」は除菌・消臭作用のみならず、樹木由来の香りが副交感神経を刺激することで精神を安定させ、自然治癒力や免疫力を高めます。まるで森林の中にいるように、爽やかで清々しい快適な空間になります。その中で生活していると、目や肌がスッキリしますし、鼻はもちろん、口の中や気管支、肺の中、さらに腸の中まで爽快になります。

一般の消臭剤や除菌剤の成分は化学物質なので、人間の繊細な粘膜や細胞を破壊し、人体常在菌まで殺してしまいます。さまざまなアレルギー症状を引き起こす原因にもなっています。

ところが、100%天然の森の香り精油（フィトンチッド）ならば、人体を害する病原菌やウイルス、カビ菌などは殺しますが、人体を守ってくれている有益な常在菌を殺すことがありません。

さらに、身体に最適な空気環境を作り出し、その中にいると頭も身体もスッキリして爽やかになります。夜はリラックスして気持ち良くグッスリ眠ることができ、朝は気持ち良く目覚めます。集中力が高まるので、勉強や仕事の効率も良くなります。風邪やインフルエンザ対策、花粉症やぜんそく対策、肺炎対策、うつの改善、認知症の改善などにも大活躍しています。

㈣薬に頼ってはいけない

☆医薬品が回復を妨げている

くり返しますが、うつ状態やうつ病は精神的ストレスから生じる心の問題であって、薬で対処して治るものではありません。これは、冷静に考えれば誰でもわかることですが、精神科や心療内科、神経内科の医師はうつ病と診断し、薬漬けにしてしまいます。製薬会社のマニュアル通りに何ら疑うことなく医薬品を投与してしまうからです。

たとえば心療内科で行なわれることは診察と薬の処方だけです。もし、本気でうつ病の患者を治そうと思ったら、精神的ストレスの原因をカウンセリングで把握し、メンタル指導を通して解消する心の治療が必要です。しかし、それができる医師は少ないですし、現在の医療保険制度の下では対応できないのが現状です。そして病院経営のために、ひたすら医薬品を処方し続けるしかないのです。

現在のうつ病患者は100万人を超えていますし、予備軍は1000万人を超えています。心療内科へ行ったらほぼ全員がうつ病と診断され、うつ病の薬を処方されて飲み続けることになり、本格的なうつ病になります。しかも、そのまま長年服用を続けると、さらに薬の種類が増えていき、ついには社会生活もできなくなります。

抗うつ剤、抗不安剤（精神安定剤）、睡眠剤のうつ病3点セットや、血圧降圧剤、血糖降下剤、コレステロール低下剤、消炎鎮痛剤、解熱剤、ステロイド剤、抗ガン剤など、医薬品の大部分は石油から化学合成されています。植物などから作られた漢方薬とは由来も成分も根本的に異なります。漢方薬は適切に飲めば副作用がありませんが、石油で作られた医薬品は必ず副作用があります。

そもそも、医薬品は病気を根本から治すために作られたものではありません。発熱、炎症、腫れ、痛み、赤疹、咳などの症状を抑える対症療法を目的に作られたものです。これらの症状が病気そのものであると誤解している人が多いのですが、身体の変調を元の状態へ回復させようとする自然治癒力の作用から起こっている代謝活動なのです。つまり、良くなろうとする働きとして、いろいろな症状が現われているだけなのです。

たとえば風邪ウイルスが原因で風邪を引いた場合、熱に弱い風邪ウイルスを殺すために自律神経はミトコンドリアに働きかけてエネルギーを大量に作り発熱させます。それだけではありません。発熱することでウイルスを殺すリンパ球や代謝活動の触媒となる酵素を活性化させているのです。リンパ球や酵素は39℃、40℃といった高温が好きだからです。

つまり、発熱は病気そのものではなく、病気の原因を取り除くために必要な現象として起こっていることなのです。それを無視して熱を下げるために投与する解熱剤の組成は、石油から作られた油系の成分が中心になっています。

その成分は、60％が脂質（残り40％がタンパク質）である細胞膜に、同じ油系として浸透して細胞内に入り込みミトコンドリアにたどり着きます。そのためにミトコンドリアの活動が止まってエネルギーを作ることができなくなり、体温が下がります。これで熱が下がるので風邪は治ったと勘違いしますが、そうではありません。あくまで熱を抑え込んだにすぎず、風邪ウイルスは死ぬどころか増え続けて風邪を長引かせます。

治ったと勘違いして無理して働くと、肺炎になったり重病化したりすることもあります。もちろん、41℃以上のひどい高熱の場合は救急処置として、いったん熱を下げる必要がありますが、一般的な風邪であれば解熱剤は逆効果です。解熱剤は治ろうと自然治癒力によって代謝活動を活性化しようとしているのを阻止してしまうだけです。その意味で、解熱剤はまさしく「代謝阻害剤」なのです。

☆ステロイド治療の危険性

抗うつ剤と同じく、簡単に処方されてしまっているステロイド剤の危険性にも触れておくことにします。

ほとんどの皮膚科や内科におけるアトピー性皮膚炎の標準治療法は、ステロイド剤を患部に塗って症状を抑える対症治療法です。しかし、これは痒みや炎症をステロイド剤で一時的に抑え込むだけで、再び炎症は生じます。そこで、再度ステロイド剤で抑え込みますが、これをくり返すうちに、ついには強いステロイド剤でも効かなくなってしまいます。それどころか周囲の正常細胞まで傷つけてしまいますし、副作用も起こってきます。

しかも、使い続けるとステロイドが皮膚組織に蓄積されていき、かえってアトピーを重症化することになります。

そもそも「痛み、痒み、腫れ、熱」などの炎症は、細胞内のミトコンドリアの働きで身体を元の健康な状態に戻そうとするときに作られるプロスタグランジン（生理活性物質）によるものです。つまり、人体の障害を治そうとする自然治癒力が作用することで起こっている現象なのです。

ステロイド剤はその炎症を抑えるために使いますが、かえってミトコンドリアがプロスタグランジンを作るのを妨害し、アトピー性皮膚炎が根本から改善するのをストップしてしまうのです。

そのうえ、ステロイド剤を使い続けると交感神経の緊張状態が続き、血管が収縮して血流障害を招きます。その結果、細胞は酸素不足となり、ミトコンドリアの働きが低下してエネルギー産生が減少し、低体温化を招きます。低体温は、白血球の一部であるリンパ球を減少させ、免疫力を低下させるため、細菌やウイルス、カビなどに感染しやすくなります。

このように、ステロイド剤は一時的に炎症を抑えているだけで、決して根本から治しているわけではありません。それどころか、使い続けると免疫力の低下を招き、新たな病気や障害を生み出すことにもなります。

解熱剤と同じくステロイド剤（軟こう）も石油から化学合成された医薬品で、細胞内に浸透し、ミトコンドリアの代謝活動を低下させます。まさしく代謝阻害剤なのです。あくまで一時的に炎症を抑えるにすぎず、根本から治しているわけではありません。むしろ、薬が体内に蓄積してダメージをもたらします。

6章　生活習慣病の本当の原因と最高の予防法

(一)「糖化(コゲ)」と「酸化(サビ)」による血管の老化

わが国の糖尿病患者（1000万人）は、予備軍を合わせると2300万人を超えています。中高年の3〜4人に1人という異常事態ですが、現在もさらに増え続けています。これに脳卒中、脳梗塞、心筋梗塞など血管性疾患も合わせると、こうした生活習慣病がガンに続いて死亡原因の第2位になっています。

その次に多いのが、慢性腎臓病です。意外に知られていませんが、なんとその患者数は1330万人で、糖尿病患者の1000万人より多い国民病の一つになっています。

高血圧は中高年の半数以上で、アルツハイマー（認知症）、パーキンソン病患者は年々増加中です。２０２５年にはシルバー世代の５人に１人が認知症になり、７００万人を超えると厚労省は推定しています。

もはや国民病とも言えるほどになった生活習慣病の原因はさまざま考えられますが、すべてに共通しているのが「血管の老化」です。その第一の原因は炭水化物や白砂糖の摂りすぎによる「糖化（コゲ）」で、第二の原因は心身のストレスの蓄積により大量発生する活性酸素によって起こる「酸化（サビ）」です。

炭水化物を摂りすぎる日本人の体内では糖化現象が起こっています。「糖化」とは、糖質と血管などの細胞を作るタンパク質が結着することでＡＧＥ（糖化最終生成物）という老化を促進する物質がつくられることです。これが長年続くと「体がおコゲ」状態になります。

ＡＧＥは、元の糖質とタンパク質に戻ることはありません。そのＡＧＥが、血管の内壁の内皮細胞からはじまり、毛細血管の多い目、腎臓、神経細胞、関節、心臓、脳、各臓器、皮膚などに蓄積されていき、さまざまな血管性疾患を引き起こします。

もちろん、炭水化物そのものが悪物なのではありません。そもそも炭水化物は、人体にとって最大のエネルギー源です。炭水化物は消化されてブドウ糖に分解され小腸から吸収されて、いったん肝臓に運ばれたあと、血液を通して全身の細胞へ運ばれます。細胞内に届いたブドウ糖は、ミトコンドリアによってＡＴＰ（アデノシン三リン酸）に変換されます。ＡＴＰは私たちが生きていくためのエネルギー源であり、１グラムのブドウ糖は４キロカロリーのエネルギーに変換されます。

その日に必要なエネルギーに相当する炭水化物を摂取していれば、すべてエネルギーに変換されますが、食べすぎると、余分なブドウ糖が肝臓や筋肉に中性脂肪として蓄えられます。飢餓時代が長かった人間の身体は、いざというときのために余ったブドウ糖を中性脂肪として蓄える仕組みになっているため、食べすぎ状態が続くほど余分なブドウ糖が中性脂肪としてどんどん蓄積されていきます。

内臓に大量に蓄積されるとメタボの原因になります。皮下脂肪として蓄積されると肥満の原因になります。単なる肥満だから大丈夫と油断していると、糖化や血糖値が気づかないうちに上昇していき、死に至る病気を招くことになります。

とくに白米、白パン、白麵、パスタ、白砂糖など精製された白色の炭水化物は、食物繊維や他の栄養素をまったく含まず、糖質だけの固まりです。それが小腸ですぐにブドウ糖に分解され、小腸の絨毛細胞から吸収されて血液中に入り、全身に運ばれます。血液中には急にブドウ糖が増えるため、血糖値が一気に上昇します。これが糖尿病の直接の原因になります。

過剰なブドウ糖は体内のあらゆるところで細胞を作るタンパク質と結合し、糖化を進めます。真っ先に糖化が進行するのが血管の内壁にある内皮細胞です。内皮細胞がおコゲ状態になり、血管の老化が加速します。

糖化反応で発生するＡＧＥ（糖化最終生成物）が血管の内壁に付着します。ＡＧＥになると元のタンパク質やブドウ糖に戻ることはありませんから、血管内壁に付着したＡＧＥは増え続けます。そのために、血管の柔軟さがなくなり、周辺の細胞や組織にまで影響を及ぼします。

もちろん、血管細胞は新陳代謝をしていますが、それによって血管細胞が生まれ変わるには15年の年月がかかるため、ＡＧＥの増加に追いつけず、血管の老化はどんどん進行していきます。

このようなＡＧＥによる血管の老化をさらに加速するのが悪玉コレステロールです。これが大量発生すると、ＡＧＥが付着した内皮細胞の傷に悪玉コレステロールが入り込み、コブ（プラーク）を作ります。

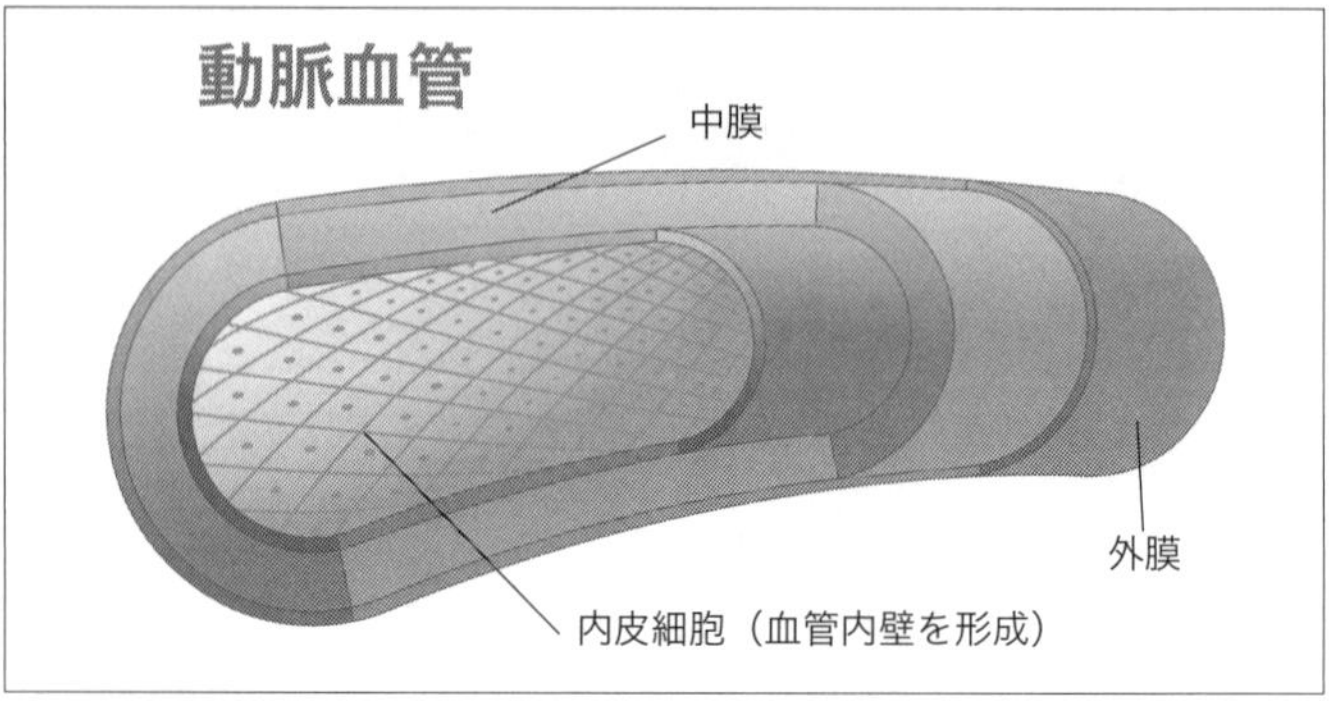
動脈血管
中膜
外膜
内皮細胞（血管内壁を形成）

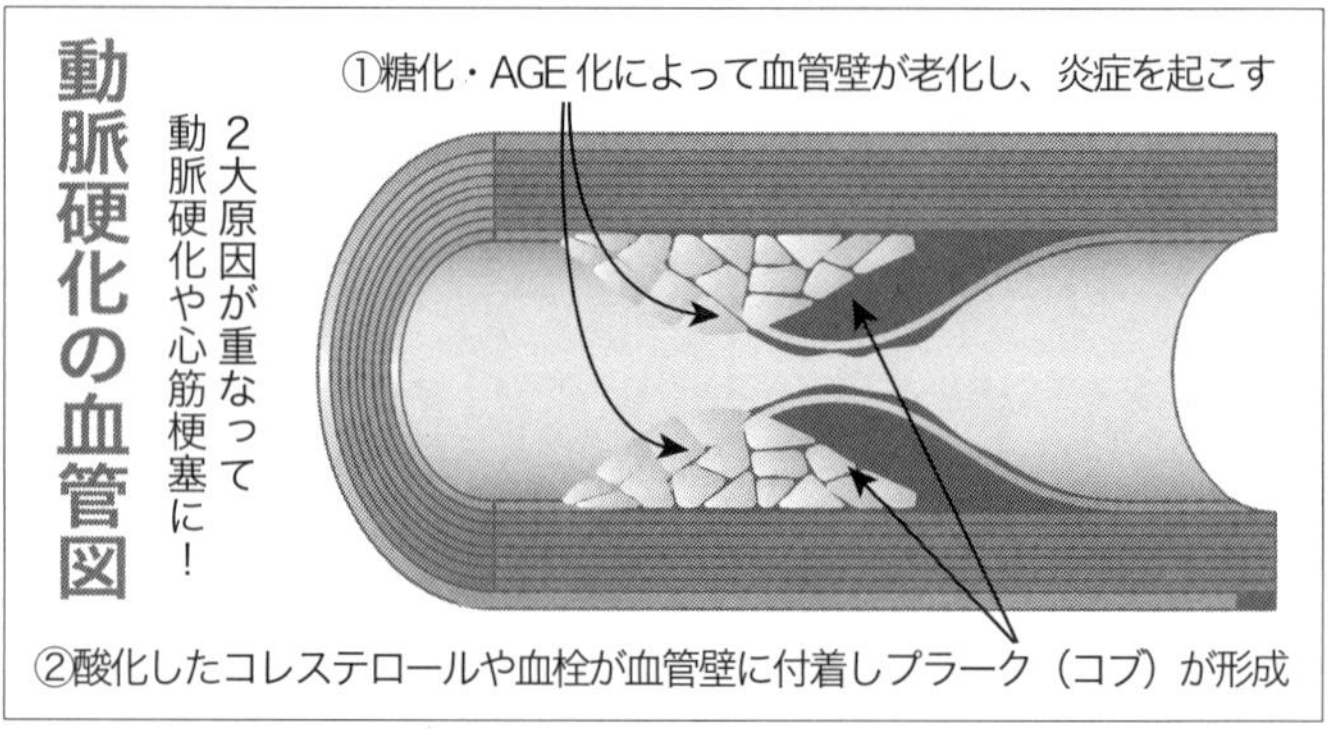
動脈硬化の血管図
2大原因が重なって動脈硬化や心筋梗塞に！
①糖化・AGE化によって血管壁が老化し、炎症を起こす
②酸化したコレステロールや血栓が血管壁に付着しプラーク（コブ）が形成

悪玉コレステロールは、精神的ストレスや睡眠不足、肉体の疲労、過度な運動、過食、過度の飲酒、喫煙、動物性脂肪、トランス脂肪酸、医薬品、合成食品添加物などを摂取することで大量に発生する活性酸素がコレステロールを酸化させたものです。

　血管に出来たコブ（プラーク）は血流の流れを悪くしたり、細い血管を塞いだり、毛細血管のゴースト化（消滅）を招きます。こうな

日本の死亡原因の推移

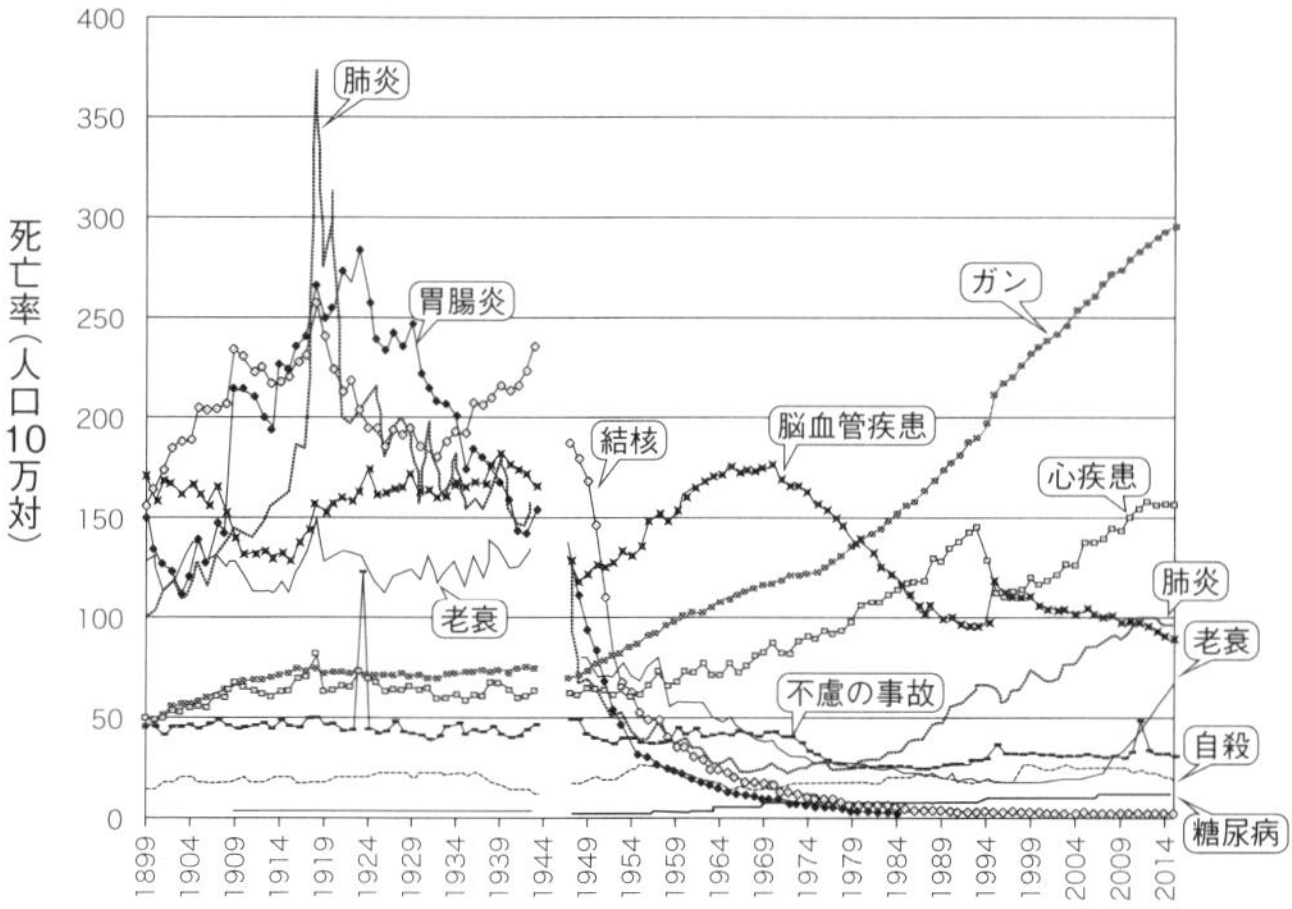

厚生労働省「人口動態調査」より

ると、酸素や栄養分が細胞に届きにくくなり、身体の組織や肌の老化が目立つようになります。

さらに、高血圧が進行すると、血管壁に炎症が生じプラークが破裂して心筋梗塞や脳梗塞、脳卒中、くも膜下出血、脳内出血、不整脈、狭心症、大動脈瘤などを引き起こします。

日本人の直接の死亡原因は、戦前までの長い歴史上では圧倒的に肺炎、胃腸炎、結核などウイルスや疫病などによる感染症が主でした。幸い西洋医学の発達で戦後は感染症で亡くなるケースは格段に減少しましたが、戦後の経済成長とともに食の欧米化と飽食が進み、戦前まではほとんど見られなかった生活習慣病をもたらしました。

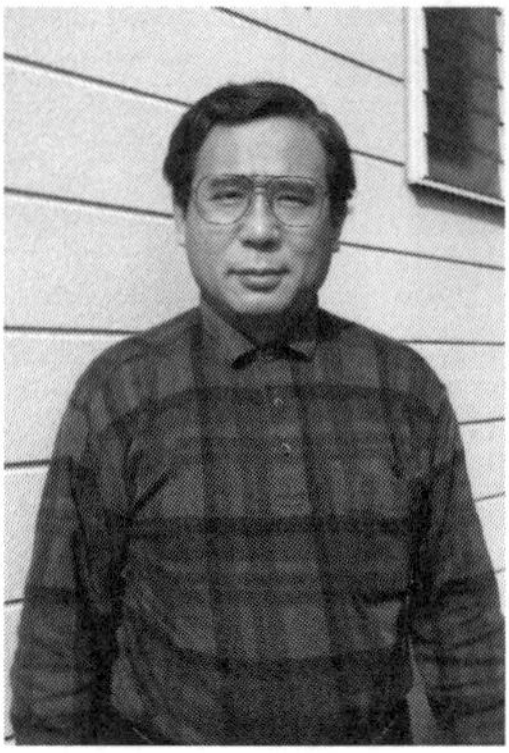

48歳当時の著者

その結果わが国は、ガンが死亡原因の約4割を占める世界一のガン大国になりましたが、同時にガンとほぼ同じ割合で死亡原因になっているのが心臓と脳の動脈硬化や血管の破裂などの血管性疾患です。

この疾患が戦後、急激に進行したのは、戦前までの1日2食から、戦後は1日完全3食になったことと、白米の摂取量が増加したことです。しかも白砂糖の摂取量も増えて糖化に拍車がかかりました。

また、戦前までほとんど無かった肉食をはじめとする脂質の摂りすぎでトランス脂肪酸が増え、血管の老化と血液のドロドロ化が日常化しました。また、社会の複雑化で精神的ストレスが増加したことと、石油から化学合成された医薬品、農薬、食品添加物、日常生活用品に含まれる合成界面活性剤などが体内に蓄積されて肉体的ストレスも増加したことで活性酸素が大量発生し、体の酸化（サビ）に拍車がかかりました。これはガンの最大の原因であるとともに、血管性疾患の原因にもなっています。

かく言う私（筆者）の身体も、49歳までは糖化（コゲ）と酸化（サビ）が進行し、老化した血管は危険なレベルに達していました。

48歳当時の筆者の写真をご覧下さい。腹囲93㎝、体脂肪率27％の典型的なメタボ体型でした。血圧は上が160で下は95〜100の高血圧、血管年齢は60歳代以上でした。腎機能も低下していました。

徹夜仕事明けや体が冷えた日には重く苦しい胸の痛みが襲ってきて、午前3時に目が覚めることがいく度もありました。重度の狭心症と脳の後頭部がズキズキ痛む脳梗塞が発症寸前（このときの血圧は上が180以上）でした。脳の血管と心臓の血管がいつ詰まってても切れてもおかしくないほど危険な状態だったのです。そのうえ、腎臓機能が低下し、飛蚊症など10余りの生活習慣病も抱えていました。

祖父は51歳で心筋梗塞により亡くなり、母も心筋梗塞だったため、私自身にも死の危険性があると、はじめて本気で感じました。

医師からは「血圧降圧剤を服用して、血圧を下げないと、いつ血管が切れて倒れるかわからないよ！」とアドバイスされました。しかし、医薬品で血圧を下げてもその場しのぎにすぎず根本的な解決にはならないこと、むしろ長期服用による副作用のほうが危険だということはわかっていました。

副作用が元で、自律神経バランスが崩れます。それを抑えるためにさらに各種の医療や医薬品を使うという負の連鎖に陥ります。石油から製造されている医薬品が体内に蓄積されることによる副作用で、免疫力が

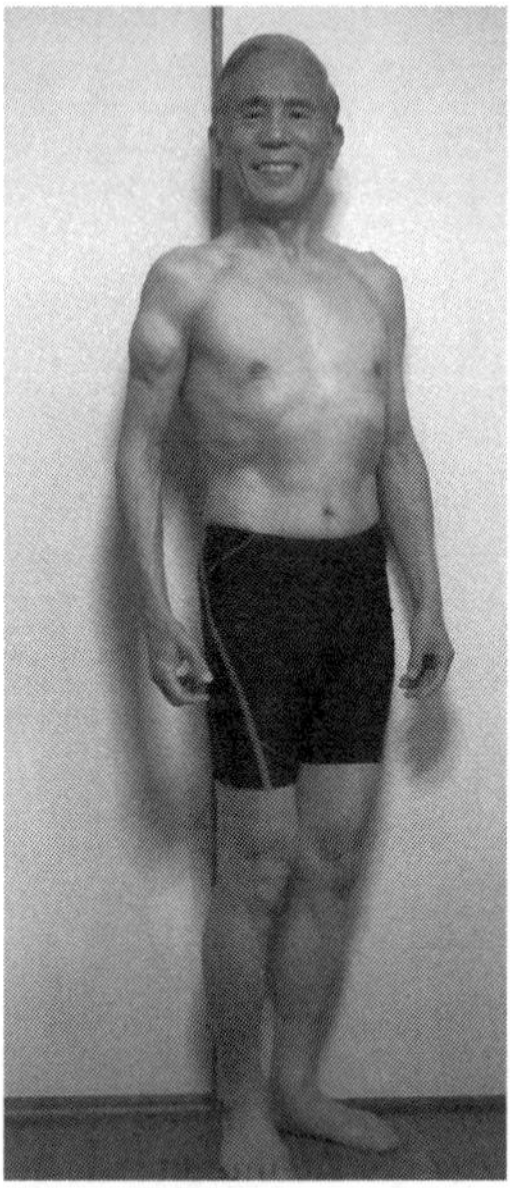

66歳当時の著者

低下し、さまざまな病気を引き起こします。ですから、それまでも医師がすすめる医薬品は余程の救急時以外は、服用しないようにしていました。

死の危険性を痛感するに至ってはじめて、私は本気で健康な身体に回復させようと決意しました。まず取り組んだのは、血管の老化の原因を探り、その一つひとつを克服しながら血管年齢を若返らせることでした。

そのとき始めたのが、丹田を中心とした若返りの筋力トレーニングと、食を根本的に見直し改善することでした。その結果、5年間で体脂肪率10％を達成し、アスリートレベルの筋肉細身体型になりました。血圧は正常値（上が130、下が85）になり、生活習慣病はすべて解消しました。

現在（68歳）は、体脂肪率が6・2％で、血圧は上が120、下が70、身体運動年齢は28歳です。血管年齢はグーンと若返りました。視力は0・3から1・2に回復して近視が改善しました。この体験を元に最初に出版したのが2009年に出版した『リーダーのための若返りの法則』（コスモ21刊）です。出版後、全国で「予防医学と自分で治すセルフケア医学」や「病気知らずの若返り食生活法」をテーマにセミナーを行ない、多くの方たちを指導しました。

(二) 血管を若返らせる秘訣

血管細胞の新陳代謝は15年であると述べましたが、そんな血管を若返らせ、さらには長寿遺伝子をスイッチオンにする秘訣を紹介します。

☆糖化を防ぐ正しい炭水化物の摂り方

食事直後30分から1時間で血液中にブドウ糖が大量に溢れることが、糖化や血糖値上昇につながります。その一番の原因が純粋な炭水化物である白米や白いパン、白麵、パスタなどを多く摂っていることにあります。とくに日本人の場合は白米の摂りすぎです。最短の解決策は、白米を止めて玄米食に切り替えることです。玄米には、白米に精製したときに削ぎ落した糠と胚芽の中には食物繊維やミネラル、ビタミン、酵素、抗酸化物質（フィトケミカル）、脂質、タンパク質、生命エネルギーが大量に含まれています。玄米は白米と違い分解までの消化時間が長く、小腸から吸収されて血液中に入るまで時間もかかるので、糖化や血糖値上昇は抑えられます。

そもそも玄米は白米ほど多く食べられません。同じくお腹がいっぱいになってもブドウ糖の量が少ないため、太りにくいのです。

49歳までの私は、標高600メートルの山頂に近い清水の水田で、父母が作る美味しい白米を朝昼夕、毎食おかわりして食べていました。また、全国の企業経営者教育の本業のため、半年間はホテル住まいと外食でした。

何よりラーメンが好きで主食は白米でしたから、明らかに炭水化物の摂りすぎのうえに、定期的な運動はまったくしていませんでした。仕事の付き合いで月2、3回ゴルフをするのが唯一の運動でしたが、普段、足腰を鍛えていなかったため、最終ホールのころには軸がブレてしまいOBの連発でした。

49歳から丹田を中心に足腰を鍛えるトレーニングを行ないました。出張しないかぎりは夜1時間余り、スポーツクラブでインスピレーションのままに丹田式斜め腹筋法や丹田式スクワットなどを行ないました。

白米は止めて玄米食に切り替えました。その後、雑穀を加えていましたが、現在は20穀米を加えて1日1食（夕食のみ）未満にしています。1日の炭水化物の摂取量は50グラム前後です。大好きなラーメン、精白した小麦粉の麺や、身体に悪い動物性脂質の油は止めました。麺類は、すべて未精製の全粒麵に替えました。また、大好きだった和菓子をはじめ白砂糖を使った食品は10分の1へと極力減らしました。

白米食を止めて玄米食に切り替える際は、炊き方に注意することがあります。玄米をそのまま炊くと、酵素阻害剤としてのアブシジン酸やミネラルを吸収・排出するフィチン酸といった有害物質を除去できません。この有害物質を除去するためには、水に17時間以上玄米を浸けておくことがコツです。その後、アクのように排出された毒が含まれている水を捨て、新しい水に替えて炊くと発芽玄米ご飯となります。

それから、いくら玄米が良いからと言って食べすぎないことです。マクロビオティック食といって、健康指向の食材を精製せずに丸ごと食べる玄米菜食法があります。ところが、マクロビオティックを熱心にされている方に、共通してよく見られる現象があります。それは、若々しさがなく顔と肌が少し黒ずんでいることです。

それは、野菜をすべて加熱して食べるため、生きた酵素がすべて破壊され、酵素不足となり生命活動の基本である代謝力が低下しているからです。また、朝昼夕と、3食玄米を食べることでミネラルを摂りすぎたり、アブシジン酸、フィチン酸といった有毒物質が腎臓に負担をかけるため腎臓機能が低下したりします。それで肌が黒ずんでしまうのです。玄米から有害物質を除去することと、少食にすることが大切です。

☆細胞を若返らせるミトコンドリアの活性化

血管を若返らせるためには、ミトコンドリアを活性化させ細胞の老化を防ぐことです。ミトコンドリアを活性化させる秘訣は、本書パートⅡの3章で詳細を述べましたので、ここではポイントのみ述べます。

①少食にする

私が1日1食にすることで血管が若返り、アスリートレベルの細身筋肉質で疲れ知らずのタフな肉体になった最大の秘密は、細胞内に100個から4000個存在するミトコンドリアが活性化したことです。少食にすることが、ミトコンドリアエンジンの全開と、長寿遺伝子サーチュインのスイッチオンにつながりました。

ミトコンドリアエンジンが全開すると、内臓脂肪や皮下脂肪として蓄えられていた中性脂肪がブドウ糖へ変換されエネルギー化されることでダイエットできます。年月をかけて少食を行なえば、健康的にダイエットできます。私の49歳時の体脂肪率は27％で、脂肪量は20数kgありましたが、10年後の体脂肪率は10％になり、脂肪量はわずか6kgにまで減っていました。現在は体脂肪率が6・2％で、脂肪量は3・8kgですが、筋肉量は足腰中心に、はるかに増加しています。

このように、ミトコンドリア活性化のために不可欠な第一条件は少食ですが、他にも必要不可欠な条件があります。

②丹田呼吸を身につけ少ない回数で大量の酸素を吸引する

ミトコンドリアは、酸素が無くては活動できません。ミトコンドリアが1個の細胞内に3000から4000個も存在する心臓や脳の細胞は、酸素が供給されないとすぐに心臓停止、脳死になります。丹田呼吸が身につくと、呼吸が深くなり、少ない呼吸回数で大量の酸素を細胞内のミトコンドリアに供給できます。ですから、丹田呼吸が、ミトコンドリアを活性化させて健康長寿を可能にする鍵の一つなのです。

私は、丹田発声によって丹田呼吸を身につけましたが、人の半分以下の呼吸回数で酸素を効率良くミトコンドリアに供給できています。

③水素を多く摂り入れる

ミトコンドリア系エンジンのクエン酸回路は、マイナス電子がなくては活動しません。このマイナス電子は、ポリフェノールやベータカロチンといった抗酸化物質（フィトケミカル）に多く含まれている水素原子から供給されます。

水素原子は、野菜や果物の皮や皮に近いところに存在する抗酸化物質に多く含まれていますから、それらを皮ごと食べるのがおすすめです。

④酵素を多く摂り入れる

すべての代謝活動には代謝酵素が触媒として必要不可欠です。代謝酵素はすでに発見されているだけでも5000種類以上あります。摂り入れ方については、パートⅡの4章を参照してください。

⑤補酵素を多く摂り入れる

代謝酵素の働きを補佐する必要不可欠な栄養素がミネラルやビタミンなどの補酵素です。

補酵素の摂り入れ方についても、パートⅡの４章を参照してください。

⑥ケイ素を多く摂り入れる

ミトコンドリアエンジンのクエン酸回路の活動に必要なマイナス電子を、さらに増やす方法がケイ素を多く摂ることです。ケイ素は14個のマイナス電子のうち、自由電子４個をクエン酸回路に与えることができるからです。水素電子の１個より、はるかにミトコンドリアエンジンがパワーアップします。

食物では、よもぎ、すぎな、イタドリなど自然界の野草や、山奥の木の実などに多く含まれています。詳しくはパートⅡの４章を参照してください。

⑦手作り酵素を摂る

手作り酵素は、酵素、補酵素（ミネラル、ビタミン）、抗酸化物質、ケイ素を同時に大量に含んでいて、ミトコンドリアをきわめて効率的に活性化します。市販の酵素は残念ながら、厚労省の熱殺菌法によって加熱されるため、せっかくの酵素が破壊されています。

手作り酵素は生きたままですし、消化のプロセスを必要としないため空腹時に飲めば小腸から即、酵素が吸収されて全身細胞へ届き、ミトコンドリアをダイレクトに活性化します。食後に飲めば、消化酵素としても働き、食べた物の消化を促進しますし、腸内の善玉菌が増加して腸内環境が良くなります。

⑧有酸素運動を行なう

身体全体のミトコンドリアを増やすには、有酸素運動によってミトコンドリアが多い筋肉を増やすのが効果的です。とくに丹田を中心にして足腰や肩甲骨の有酸素筋力トレーニングをすることがおすすめです。

それによって、炭水化物の摂取量を少なくしながら、より多くのエネルギー（ＡＴＰ）を生み出すことができます。同時に、長寿遺伝子をスイッチオンにし、糖化やＡＧＥを防ぎ、血管を若返らせることができます。

ミトコンドリアに関する詳しい情報は「病気知らずの若返り食生活法」セミナーや著書『常識が変わる２００歳長寿！若返り食生活法』（コスモ21刊）でも紹介しています。

☆悪玉コレステロール発生を防ぐ脂肪分の摂り方

細胞を保護している細胞膜は６割が脂質で、４割がタンパク質で構成されていると述べましたが、なぜ細胞膜には脂質が多いのでしょうか。それは、細胞内の水分や成分が外へ漏れないようにするためと、細胞外から水溶性のものが入り込めないようにするためです。

この細胞膜を構成する脂質が細胞の若々しさや老化を決めています。ですから、食べるときは、どんな脂質を摂るかが重要になります。まず、細胞膜を老化させる悪い脂質を取り上げます。これらはぜひ控えてください。

悪い脂質

①酸化した悪い油

マーガリン、高温の油で揚げたファストフードやコンビニ食、スーパーなどの揚げ物

②オメガ6であるリノール酸

スーパーで売っているサラダ油（調理油）はお中元やお歳暮にもよく使われるが、これはオメガ6系脂肪酸で、炎症や老化が起こりやすい細胞膜を作る。

③動物性脂質

これは腸内環境を悪化させ、血液をドロドロに汚し、悪玉コレステロールとしてプラークを作って血管を詰まらせやすい。

次は、柔軟で若々しい細胞膜を形成し、丈夫な血管を作る脂質です。

良い脂質

①オメガ3のα-リノレン酸

α-リノレン酸は亜麻仁油やエゴマ油、シソ油に多く含まれる。ただし、熱に弱いため、生で飲むかサラダにかけて食べる。もし加熱したらトランス脂肪酸のように悪い脂質になる。てんぷらや揚げ物、炒め物に使う場合は熱に強い菜種油やオリーブオイルなどのオメガ9（オレイン酸）が良い。

②背の青い魚

青魚（かつお、さば、さんま、いわし、あじ、まぐろ）のＤＨＡ、ＥＰＡはオメガ３である。これらは、とくに若々しい神経細胞を作るため、頭が良くなる成分として知られている。

オメガ3をうまく摂るには、魚は生の刺身で食べることが秘訣。オメガ３が体内に摂り込まれると、体内でＤＨＡやＥＰＡに変わり、血液をサラサラにする。血管の細胞膜も柔軟で丈夫にする。

ただし、マグロは水銀が大量に含まれているため、なるべく控える。

☆AGEを大量に含んだ加工食品や高温加熱調理は避ける

炭水化物の摂りすぎが原因で、日々少しずつ体内のタンパク質に結びつく化学反応によって糖化とAGE化が進行し、血管や身体がおコゲ状態の老化になることはおわかりいただけたと思います。

ところが、体内にAGEが増える原因はそれだけではありません。食べ物としてAGEを多く摂ることも大きな原因となっています。さらに、調理法によっては食材がAGEになってしまうケースも多くあります。

①肉類や糖質の多い食材を高温で加熱調理した食品

AGEがもっとも大量に含まれている食品に、フランクフルトソーセージやベーコンなどの加工食品があります。また、フライドポテトやポテトチップスはもっとも危険なAGEを大量に含んでいます。フライドポテトやポテトチップスは100種類以上あるAGEのなかでも最悪のガン物質といわれる「アクリルアミド」を含んでいるからです。

その原因は、じゃがいもやとうもろこしなど糖質を多く含む材料を高温で加熱することにあります。170℃から200℃の高温で揚げたり、オーブンや窯で300℃近い高温で焼いたりするとAGEが急激に増加します。ちなみに、100℃で揚げると、比較的に

ＡＧＥの量は少ない増加で済みます。

焼き魚の黒いおこげは発ガン性があるといわれますが、これも高温で焼いたからです。魚は、お刺身として生で食べるとＡＧＥはまったく無いですし、酵素も生きているため理想的な食べ方です。これは、発酵食品文化と併せ、日本人の昔ながらの知恵です。

一般的に高温加熱調理する肉類は魚類よりＡＧＥが多く発生します。魚は、刺身以外に「煮る」「蒸す」「ゆでる」方法があります。これですと水を使うため、１００℃を超えないのでＡＧＥの発生が少なくて済みます。また、魚はオメガ３であるＤＨＡやＥＰＡを大量に含んでいます。これらの脂質が頭に良く健康に良いことは先に述べたとおりです。

②茶褐色の食べ物や白砂糖を使った甘い食品

ジャンクフードやファストフード、コンビニやスーパーの弁当や総菜（ソーセージ、ベーコン、揚げ物……）などは、焼く・揚げるなど美味しそうな茶褐色に焼き色がついていますが、これにはＡＧＥが大量に入っています。焼きすぎのトーストにもＡＧＥが多く入っています。

③少食にする

１日３食で確実に体内の糖化・ＡＧＥ化は進みます。とくに、血糖値が高く腎機能が低下している場合は体内のＡＧＥが尿で排出されにくくなります。また、中高年は代謝力の高い成長期の子どもや青年期と違い代謝力が低下しているので、少食にすることです。ＡＧＥの摂り入れと炭水化物の摂取量を減らして、糖化・ＡＧＥ化を防ぐことが大切です。

☆血液中の変性不良タンパクを分解消滅させるソマチッドを増やす

この数年間、ソマチッド研究のため、位相差顕微鏡を用いて１０００種類もの血液写真を観察してきました。そのなかで、ずっと抱き続けていたいくつかの疑問がありました。その一つが、血液中に存在する変性した不良タンパク質は、いったいどこで発生したのかという疑問です。

当初は、赤血球に成りそこないのタンパク質だと思っていました。血液中の44％が赤血球で占められていて、この赤血球中にあるタンパク質成分のヘモグロビンによって全身の細胞に酸素が運搬されています。血糖値が高い人は、血液中のブドウ糖によって、ヘモグロビンの糖化が進んでいます。全体のヘモグロビンの６・５％以上が糖化されると糖尿病と診断されます。

ところが糖化された赤血球以外に、さまざまに変形した大小の変性タンパク質の塊が血液中に存在しています。その数は、赤血球1000個に対して1〜2個の割合であり、1日に2000から1万個発生するといわれています。

この変性不良タンパクの塊がどのような条件下で多く発生するかが徐々に見えてきました。

・ガン、糖尿病、関節リウマチ、膠原病、動脈硬化はじめ生活習慣病を抱えているとき
・精神的ストレス、睡眠不足や過労による肉体的ストレスが慢性的に強いとき
・肉類、乳製品、揚げ物、トランス脂肪酸（悪い油）、コンビニやスーパー食品を多く摂っているとき
・医薬品、農薬、合成食品添加物などの体内蓄積の多いとき
・白米、白麺、白パンなどの精製した炭水化物を食べすぎていたり、日本酒を飲みすぎているとき

などの条件下では、血液中に変性不良タンパクが多く見られます。とくに多い場合は、1000個の赤血球に対して数個から10個も存在しています。

まとめると、糖の摂りすぎが原因で糖化とAGE化が進行している人やAGEが大量に含まれた食品や高温加熱調理した食事を多く食べている人、精神的ストレスや肉体的ストレス（過労や睡眠不足）が溜まっている人、化学物質蓄積で活性酸素が大量発生している人によく見られます。

変性不良タンパクの塊は血液中に存在するだけではありません。身体の各組織や内臓、神経細胞に定着し、ガン、動脈硬化、糖尿病による三大合併症、アルツハイマー（認知症）、骨粗鬆症、関節リウマチ、膠原病などをもたらします。

逆にいえば、この変性不良タンパクの発生を抑え、消滅させてしまえば、老化や生活習慣病を抑制できます。

そのために、なんとソマチッドが大活躍していることが位相差顕微鏡によるソマチッドの研究で判明しました。ソマチッドが多い人、とくに原始ソマチッドが多く、活性化して躍動していると、変性不良タンパクの塊一つひとつにソマチッドが数百個単位で結集して分解していいます。

ですから、ソマチッドを増やせば、変性不良タンパクを減らすことができるのです。

血液中に見られる変性不良タンパクをソマチッドが分解

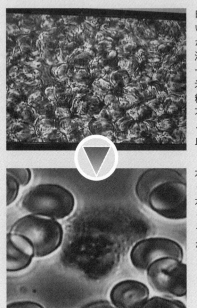

白米、肉、揚げ物が比較的多い食生活で、ストレスと過労が続いている33歳男性の血液写真。
一般的に、肉食、揚げ物、白米中心の食事をしていたり、精神的ストレスや過労、睡眠不足、水分不足が連続していると、このようなドロドロの血液になりやすい。

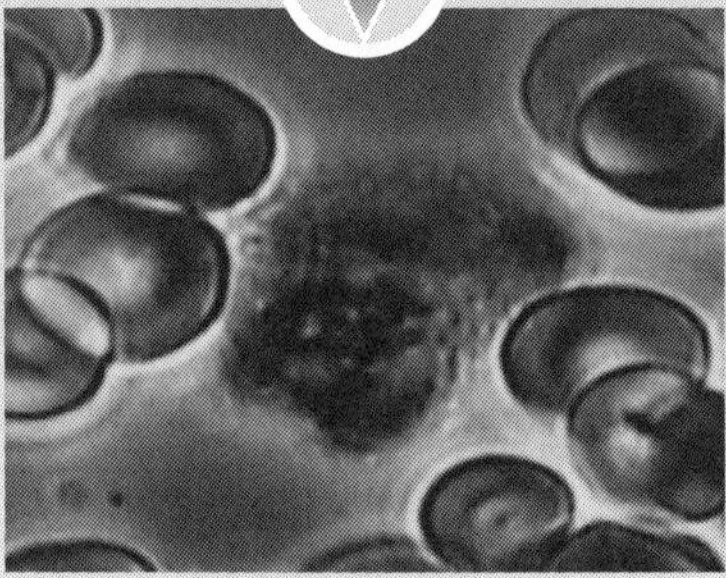

水分を摂り、丹田呼吸でリラックスした後の血液写真。
水分を摂り、丹田呼吸でリラックスした後は、赤血球がバラバラになった。ソマチッドが変性不良タンパクを分解していることがわかる。

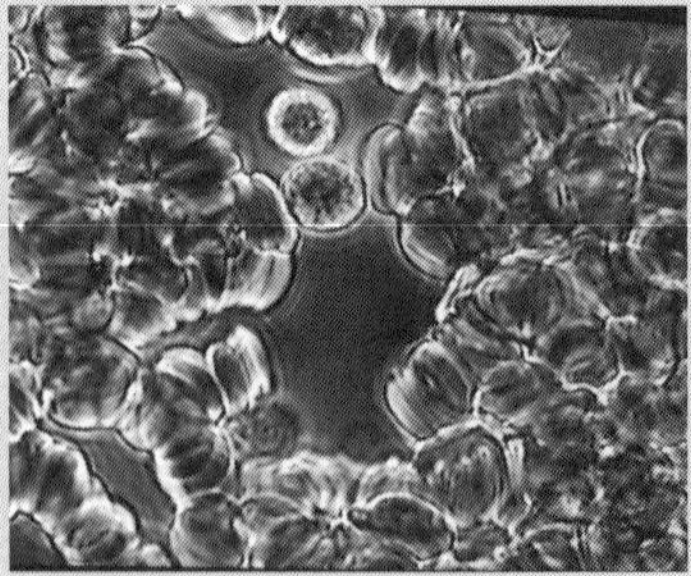

白米、肉、揚げ物が多い食生活をしていて、肥満(メタボ)、高血圧でいくつもの医薬品を服用している59歳の男性。赤血球が連鎖していた。
丹田呼吸とMORI AIR吸入後は、赤血球がバラバラになり、赤血球内の酸素も増加したが、変性不良タンパクは異常に多く、一カ所に集中していた。

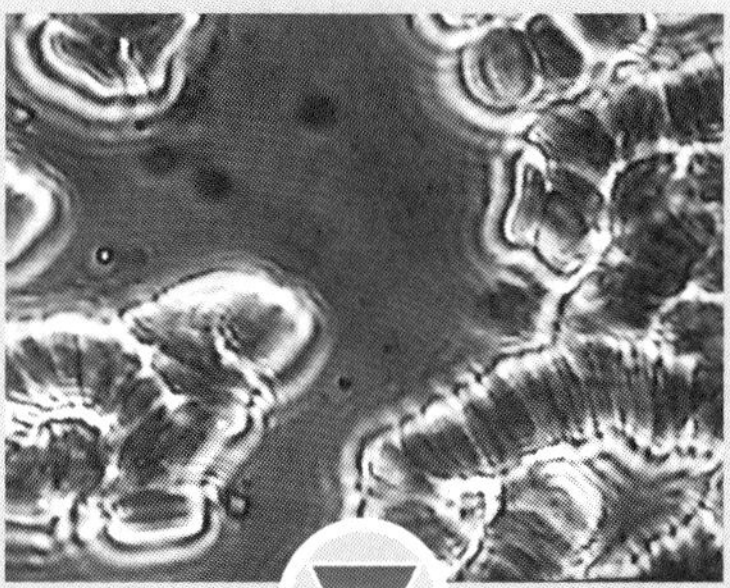

睡眠不足、過労、白米食中心の食生活で、水分不足の65歳の男性の朝の血液写真。

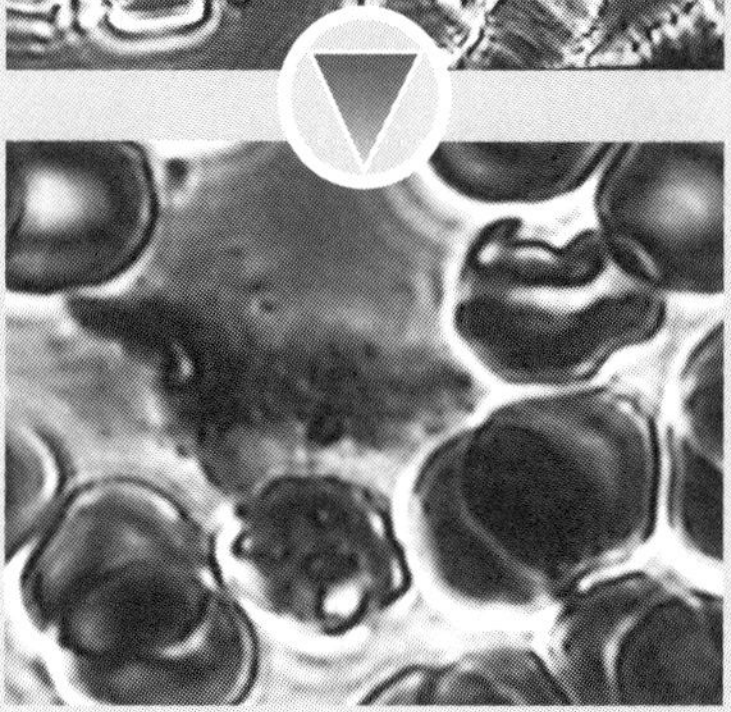

その後、水分を摂り、丹田呼吸を行なった後の血液写真。変性不良タンパク（中央）と赤血球が少し歪な形をしている。

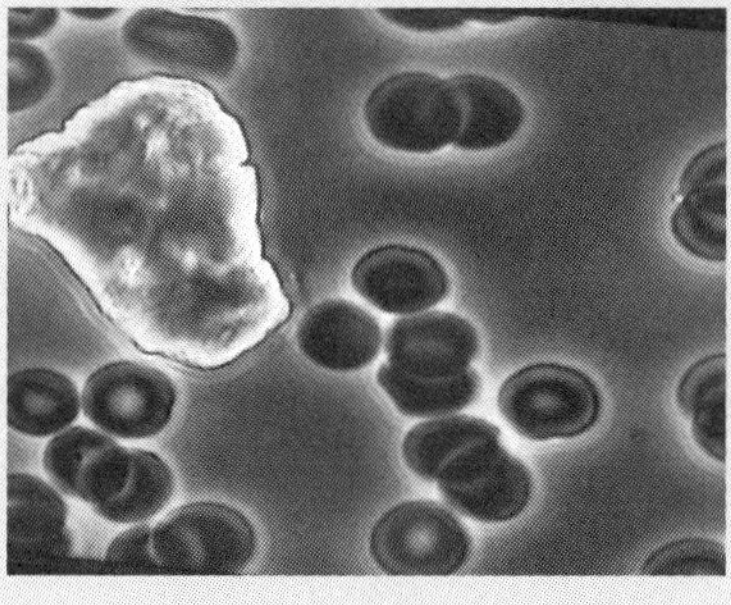

仕事場の粉塵（化学物質）が血中に見られる28歳の女性。合成食品添加物を多く摂り、医薬品を多く服用していた。

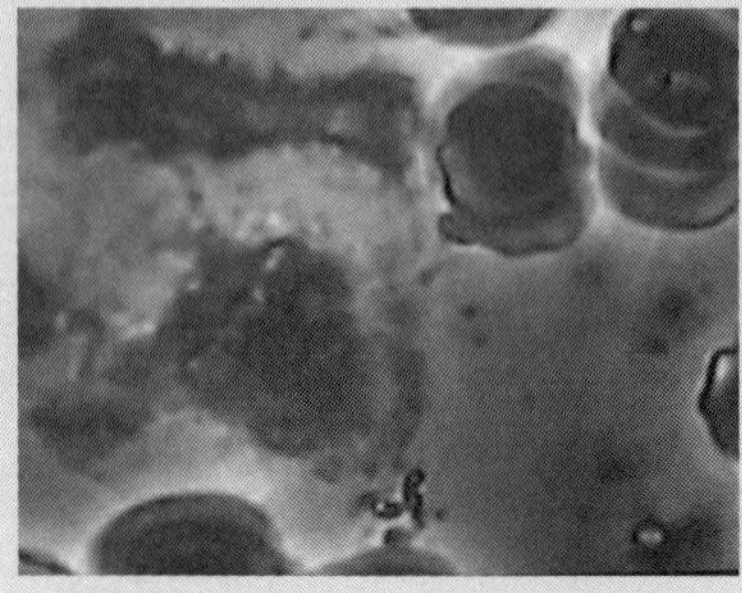

食べすぎ、ストレス、過労、睡眠不足の64歳の女性の血液写真。変性不良タンパクが多く見られる。

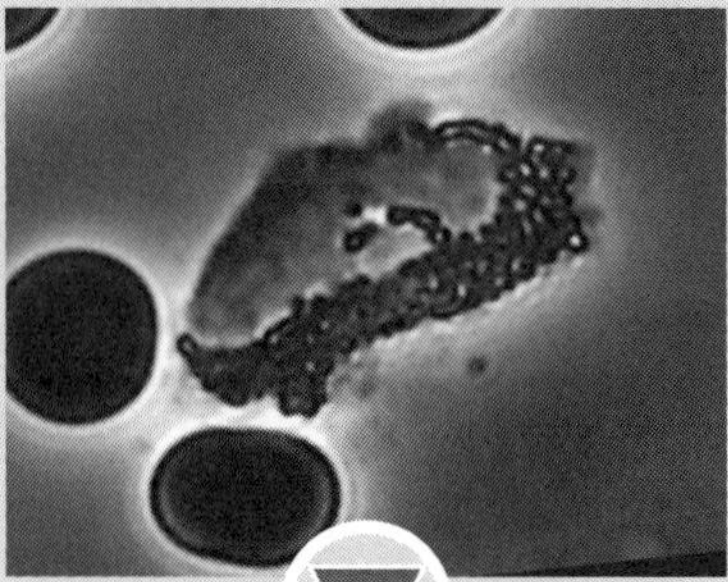

私（著者）の血液写真だが、変性不良タンパクは少ないが、原始ソマチッドが猛スピードで分解している。

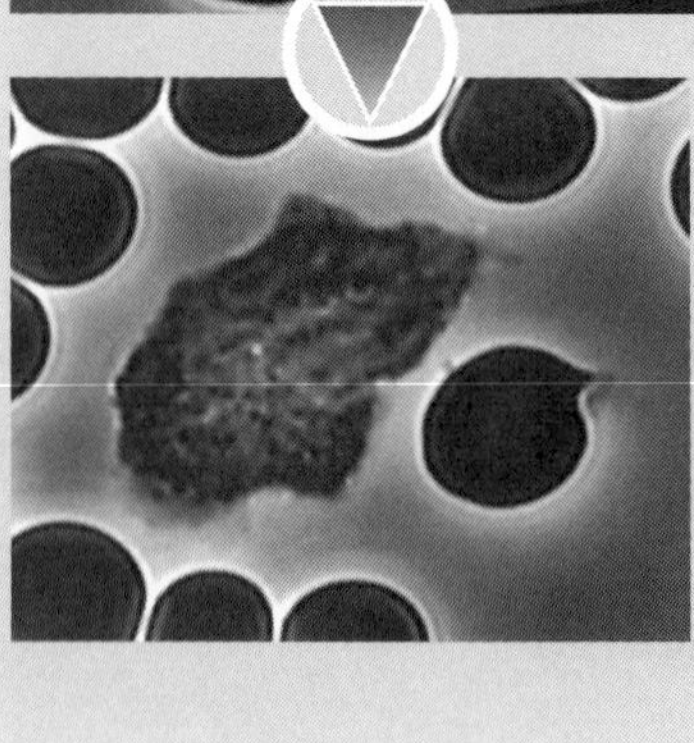

ソマチッドが1時間で変性不良タンパクを分解。ただし、睡眠不足が続くと変性不良タンパクは増加する。MORI AIRを設置した寝室で眠り、原始ソマチッドを吸引、更に大地の精を水素水で溶き、原始ソマチッドを飲むようになってから、変性不良タンパクを原始ソマチッドが短時間に猛スピードで集中分解するようになった。一般の数倍のスピード。

㈢糖尿病の3大合併症と予防対策

糖尿病は、細胞内へブドウ糖を摂り入れるために膵臓から分泌されるインスリンが低下し、血液中の血糖値が高くなることをいいます。この血糖値コントロールがうまくできない状態が長く続くと、毛細血管が劣化し10年から15年で3大合併症を発症します。

一つは糖尿病網膜症で、眼底にある網膜の毛細血管が劣化し、視力低下や飛蚊症が進行し、白内障や失明に至ります。もう一つは、糖尿病腎症で、腎臓の毛細血管が劣化し、尿が作られなくなります。人工透析で血液をろ過して尿を作ることになりますが、人工透析になると免疫力がグーンと低下し、感染症にかかりやすくなり、感染症で死に至るケースが増えます。最後は糖尿病神経障害で、手足のしびれをはじめ、各種の神経障害を招きます。

☆糖尿病から3大合併症を発症するメカニズム

白米や日本酒などの炭水化物の摂りすぎと運動不足が一般的に共通した原因です。ところが、同じ条件下でも糖尿病になる人とならない人がいます。それは、もう一つの大きな原因が、働きすぎによる肉体的ストレスや精神的ストレスから交感神経緊張状態が連続することです。とくに日本人は、糖質を摂りすぎていますし、生真面目で働きすぎによるストレスを抱えていますから、まさしくもっとも糖尿病になりやすいのです。

ところで、糖質の摂りすぎはわかりますが、なぜストレスが糖尿病の原因となるのでしょうか。ストレスで交感神経が緊張状態になると、アドレナリンを分泌させ続けます。アドレナリンは、肝臓でグリコーゲンからブドウ糖を作ることを促すため、結果として血液中の血糖値が上昇します。

また、交感神経緊張状態が続くと、血管が収縮し血流が悪くなるため、低酸素で低体温になります。呼吸も浅くなるため、肺から取り込む酸素量が少なくなり、全身細胞への酸素供給が少なくなります。これに低体温も加わって、ミトコンドリアによるエネルギー生成の働きが鈍ります。これをカバーするためには、エネルギーの生産効率が非常に悪い解糖系エンジンを主に使ってＡＴＰを作らなければなりません。ミトコンドリア系エンジンよりも多くのブドウ糖が必要になり、血液中から細胞内へブドウ糖を取り込むためのインスリンがより多く必要になります。

この状態が日常的に続くとインスリンを作り出す膵臓が疲弊し、インスリンの生産能力が低下し、インスリン不足になります。しかも、ストレスが続くとアドレナリンの分泌が多くなり、血液中のブドウ糖を増加させます。こうして、どんどん血液中の血糖値が高くなるという悪循環に陥るのです。

それでも炭水化物を過剰に摂り続けながら、しかも運動不足で炭水化物（ブドウ糖）の燃焼が低下すると、血液中の余分なブドウ糖は毛細血管が多い目の網膜や腎臓、神経細胞などを糖化・AGE化させ続けます。この状態が10年から15年続くと3大合併症が発症してしまいます。

☆糖尿病の解決策

医療現場では、血糖値を下げるためにインスリン分泌を促す血糖降下剤の服用をすすめます。しかし、これは2～3週間の一時的な効き目であって、何ら根本治療にはなっていません。薬が効かなくなると、最終的には外からインスリン注射をしてインスリンを補給します。これでは膵臓のインスリン分泌能力がますます低下しますし、空腹時は低血糖状態でフラフラします。そして、3大合併症へまっしぐらです。

糖尿病予防や3大合併症を防ぐには、ミトコンドリア系エンジン中心のエネルギー（ATP）生産になるよう食生活と生活習慣を切り替えていくことです。そのために必要なことをまとめておきます。

①精神的ストレスと過酷な肉体疲労による肉体的ストレスを解消する。

②白米など精製した炭水化物を止め、玄米雑穀など未精製の炭水化物へ切り替えるとともに、量を徐々に減らす。

③無酸素のハードな運動ではなく、有酸素運動を行ない、ミトコンドリアの多い筋肉（赤筋）を増やす。

④丹田呼吸でストレス解消してリラックスし、酸素量を増やす。

⑤抗酸化物質（フィトケミカル）やケイ素でより多くの水素電子を摂り入れて、ミトコンドリア系エンジンを活性化する。さらにミトコンドリアによる代謝活動を促進するために、酵素、補酵素（ミネラル、ビタミン）を多く含む全粒穀物や生菜食（ローフード）、発酵食品などを摂る。酵素、補酵素、抗酸化物質、ケイ素を効率良くまとめて摂るには食事直後に手作り酵素を飲むのも効果的。

⑥自然微量放射線ホルミシス効果を利用して、ミトコンドリアを瞬時に活性化し、機能ア

ップさせ、ATP（エネルギー）を一気に作る。

自然微量放射線ホルミシス効果とは、体内ソマチッドが活性化して、ソマチッドの電子をミトコンドリアに供給し活性化することで、細胞を若返らせることです。玉川温泉や三朝温泉などのラジウム温泉やラドン温泉に1カ月間から2カ月間逗留すると、この効果が得られます。温泉に行かず日常生活をしながら自然放射線ホルミシス効果を得る方法として筆者が開発したのが、巻ベルトや浴用温泉美人のラドンセラミックスパワーです。

(四) 慢性腎臓病の原因と予防法

慢性腎臓病に対する大方の認識は、糖尿病から来る3大合併症の一つである「糖尿病性腎症」です。ですから、ほとんどの場合、「私は糖尿病ではないから腎臓病は心配ない」と思っています。この認識はとんでもない間違いです。

日本の慢性腎臓病患者は、なんと糖尿病患者1000万人より330万人も多い1330万人に及びます。さらに、その予備軍を合わせれば、おそらく2500万人を超えると思われます。

そもそも糖尿病は血糖値が高い状態をいいます。しかし、糖尿病（高血糖）そのものが人を死に至らしめるわけではありません。糖尿病から引き起こされる3大合併症が死に至らしめるのです。

3大合併症の根本原因は、血管の老化にあります。目の網膜にも、血液をろ過する腎臓にも毛細血管が多く存在しています。この毛細血管の老化こそが最大の原因なのです。血管の老化は白米、白パン、うどんなど精製した穀類の炭水化物や白砂糖の摂りすぎによる糖化・AGE化だということは前述しました。

これは、心臓や脳の血管だけでなく、腎臓の血管でも起こります。腎臓は血液をろ過することが最大の役割で、そのために大量の細動脈や毛細血管が存在します。この血管で糖化・AGE化が起こるのが慢性腎臓病の根本的な原因なのです。

腎臓に負担をかけ、疲弊させることも腎臓機能を低下させることになります。これも長年続くと慢性腎臓病をもたらす要因になります。肉や揚げ物、ジャンクフード、トランス脂肪酸を摂りすぎることも腎臓に負担をかけます。こうした食べ物は腸内の悪玉菌を増加させ、アンモニアや硫化水素、インドール、アミン、フェノール、スカトールなどの悪臭腐敗物質を発生させます。これが血液に入り、腎臓に負担をかけるのです。

そのうえ、腸内腐敗が進行するとリーキーガット症候群に至ります。リーキーガット症候群とは、アンモニアや硫化水素などの悪臭腐敗物質により、小腸一面に存在し栄養を吸収して取り入れる働きをする絨毛細胞に穴が開くことをいいます。その穴から十分に分解されなかった栄養素や異物、毒素などが漏れるようにして入ってしまい、さまざまな病気の原因になります。

このリーキーガット症候群は、戦前までの日本人にはなかったもので、動物性タンパク質（肉）やジャンクフードを多く食べるようになった戦後に生じたものです。リーキーガット症候群は、食物アレルギー、花粉症、アトピーなどのアレルギーや血液の汚れ、臓器や皮膚細胞への毒素の蓄積などによって病気を引き起こす要因になっています。当然、腎臓にも多大な悪影響を与えます。

高3になった途端、大学受験の重圧で精神的ストレスが重なり、腎臓機能が低下して突然アトピーが全身に出た女子高生がいました。これは、腎臓で毒素のデトックスが追い付かなくなり、全身の皮膚からアトピーという形で毒素が排出されるからです。言いかえれば、腎臓はそれほど精神的ストレスに敏感なのです。それだけではありません。働きすぎや睡眠不足などによる疲労の蓄積から来る肉体的ストレスも腎臓に多大なダメージを与えます。

戦後、米国から入ってきた農薬や除草剤、合成食品添加物、医薬品など石油から化学合成された毒物を日常的に摂り続けることでも腎臓はダメージを受け悲鳴を上げています。代謝力の強いはずの子どもたちがアトピーやネフローゼ症候群を発症するのも、化学物質により腎臓機能が低下したことが大きな要因になっています。

腎臓には血液のろ過器である「糸球体」がたくさんあります。ところが、白米や白パン、うどんなどの精製した炭水化物や白砂糖の食べすぎで、糸球体にビッシリ存在する毛細血管が糖化し、ＡＧＥによって壊されると腎臓がガタガタになります。これが慢性腎臓病の根本的な原因です。

さらに、心身のストレスで発生する活性酸素による「酸化（サビ）」、小腸から侵入してくる異物、農薬や食品添加物、医薬品などの化学物質も腎臓の負担を大きくします。

腎臓は物言わぬ臓器で、数年から数十年かけて徐々に機能が低下していくため、限界近くまで自覚症状がありません。相当、機能低下が進んで初めて「疲労感、だるさ、吐き気、むくみ、食欲不振、夜間頻尿」などの自覚症状が出ます。

住民健診や人間ドックの血液検査で「クレアチニン」の量がわかります。腎臓機能が低下しているかどうかはクレアチニンの数値で早期にわかります。もし数値が高いようなら、直ちに食の改善と運動を心がければ、腎臓機能回復は間に合います。私も49歳までのメタボ体型時には、クレアチニンの数値が高く、明らかに腎機能は低下していたようです。当時は誰も教えてくれませんし、自分でも気づいていませんでした。クレアチニンの数値を見て、はじめて気付いたのはずっと後のことでした。

おそらく、あのままの生活習慣を続けていたら、今は人工透析状態になっていたでしょう。もっとも、その前に脳梗塞か心筋梗塞で倒れていたかもしれません。幸い、運動と食生活改善に本気で取り組み、肉体改造をすることができたのです。

私は、スポーツクラブで丹田を中心とする筋力トレーニングとストレッチを汗をかきながら毎日のように行ないました。それは心身のストレスを解消してリフレッシュすることにもつながりました。丹田呼吸を就寝時のベッドで行ない、丹田強化筋トレも続けました。

読者の皆さんも、腎臓を元気に若々しくするためには有酸素運動で毎日のように汗をかき、丹田呼吸を習慣にしてください。言うまでもなく、食生活の見直しも必要です。

この効果は、腎臓に現われるだけでなく、「肝腎要」と言われるように肝臓にも現われます。メタボ時代の私の肝臓には脂肪肝があり、GOTやGPTの数値は赤色信号でした。丹田呼吸と運動、そして食の改善による肉体改造で肝臓も若返ったのです。

病院で処方される医薬品にも注意してください。漢方と違い、石油から化学合成されて作られる医薬品は、多くの副作用を持つ毒物です。一つの症状を抑えるために処方されますが、同時に副作用もあります。もっとも悪影響を受ける臓器が「肝腎要」の肝臓と腎臓です。

薬漬けだった母が、死に直面してはじめて息子の言うことに耳を傾け、薬を止めて食を改善し、85歳まで奇跡的に生き延びたことは先に述べたとおりです。

「薬は毒だ！」と言っていた父は、94歳でも腎臓と肝臓は元気でした。体内に毒が溜まっていないからです。

㈤パーキンソン病、アルツハイマー型認知症の原因と予防法

①パーキンソン病

パーキンソン病は、真面目で頑張る性格の人に多い傾向があります。頑張って働きすぎ

になりやすく、辛いことがあっても我慢し続けます。それで精神的ストレスが溜まります。そのために交感神経の緊張状態が長年続くと、呼吸が浅くなって酸素不足になり、血管が収縮して虚血状態になります。こうなると脳の神経細胞も酸素と栄養が不足し、ミトコンドリアが十分に働けなくなり、死滅・減少します。

パーキンソン病は、中脳の黒質にある神経細胞が減少し、ドーパミンの分泌量が少なくなることで、運動機能をコントロールする「ドーパミンとアセチルコリン」のバランスが崩れて、身体が思うように動かせなくなる病気です。身体の震え、筋肉の強張り、動作の緩慢、転倒などの症状が身体の片側から出はじめ、全体へと広がっていきます。

精神的には気分の落ち込み、意欲ややる気の低下、睡眠障害が生じ、徐々にうつ病的症状へ直行します。

②アルツハイマー型認知症

脳の神経細胞が死滅して減少し、大脳皮質が萎縮して記憶が失われてしまう病気です。認知症の9割はこのアルツハイマー型認知症です。

残りの1割は脳梗塞や脳内出血等によって脳がダメージを受け、記憶障害が生じる「脳血管性認知症」です。

アミロイドβと呼ばれるタンパク質が脳細胞に結着することで脳細胞が破壊され萎縮するのがアルツハイマー型認知症です。とくに糖尿病患者がアルツハイマー型認知症になりやすい傾向が見られます。

パーキンソン病とアルツハイマー型認知症は、白米をはじめとする炭水化物の摂りすぎと運動不足により糖化・AGE化が起こり、血管の老化と血流障害が進んで、脳の神経細胞が死滅したり減少することが原因です。

交感神経の緊張状態が続き、酸素不足によってミトコンドリアが不活性化すると、脳の神経細胞の死滅が進みます。ですから、脳の血管や神経細胞の老化を防ぐことが必要です。それには、白米、白パン、白麵、白砂糖などの炭水化物の摂取を減らし、少食にします。脳細胞には炭水化物によるブドウ糖よりも脂質によるケトン体のほうが優れたエネルギー源になります。

ケトン体を増やす方法としては

①少食にすることにより、体内に蓄積されていた中性脂肪が肝臓でケトン体に合成されます。

②炭水化物を摂らず、質の良い脂質（脂分）を多く摂ることで、その脂肪酸が肝臓でケト

ン体に合成されます。脂質を摂るにはオメガ３（エゴマ油、アマニ油、シソ油、背の青い魚の刺身、くるみ、ナッツ、アーモンド、ごま、海藻）、オメガ９（オリーブオイル、菜種油、アボカド、ピーナッツ）が向いています。

③毎日、有酸素運動で汗をかき、心身のストレスを解消し、自律神経バランスを回復させます。

④微量放射線ホルミシス効果（ラドン温泉やラジウム温泉の岩盤浴や入浴など）、遠赤外線サウナで体を温めるリラックス効果を利用して緊張を解消します。

⑤丹田呼吸で酸素と気のエネルギーを脳細胞へ大量に供給します。それでミトコンドリアが活性化し、脳の神経細胞を活性化します。

⑥医薬品を服用している方は、長期になるほど依存体質になっています。そのままでは副作用によって病気を進行させます。薬を急に止めると症状がぶり返すことがあるので、徐々に減らしていきます。

エピローグ

プロローグで簡単に述べましたが、52歳は人生の大きな転換点です。明確な人生の目的意識を持った人々には、二つのタイプがあります。一つは、子ども時代や若い頃から、秀でた才能を発揮し、その才能で人生の目的を52歳頃までに果たすタイプです。少数ですが、美空ひばりや石原裕次郎のような特殊なケースです。重要な使命を持ち、人生の目的を達成することによって52歳前後で人生を終えます。

もう一つは、52歳までは、人生に必要なさまざまな経験をしながら準備をします。そして、52歳で人生の目的や使命に気づき、そこから本当の人生がスタートするタイプです。それまでに身につけた、いくつもの才能や数多くの経験がいよいよ役立ちます。

多くの場合、52歳の3年前の49歳あたりで、仕事や健康、人間関係など人生最大の事件や事故、トラブル、難題に突然直面します。そこから、それまでの生き方、考え方、価値観、生活習慣等を見つめ直し、物事の本質や原因、自分の内面に目を向け、人生の目的に気づき、52歳頃から人生の目的や使命に本格的に取り組みます。

じつは、人間の身体や意識は、月の影響を強く受けています。月による太陰暦は、1年が13カ月で、人生は13年が一つの単位になります。これを1サイクルとして起承転結するため、13年×4＝52年になります。

筆者自身も、13歳、26歳、39歳頃に人生を決定づける出来事がありました。そして、52歳までに10以上の専門分野の学びと仕事を経験しました。そこで興味と関心を持った分野に集中的に取り組みました。一つの分野に3年以上集中することで、その分野の最先端が見えてきます。ときには、複数の分野を同時並行しながら取り組みました。

52歳になる6年前の46歳で、学生時代から取り組んできた能力開発をベースに本格的な実践脳科学と自分自身の潜在能力開発に取り組みました。その結果、インスピレーションが日々、生じるようになりました。

ところが、52歳を迎える3年前（49歳）に、それまでの不健康な生活習慣のままだと死に至るという危機感を覚えました。脳や心臓の血管が切れるか詰まることで起こる脳梗塞や心筋梗塞直前の状態になっていたのです。

私はすぐに、インスピレーションに基づいて筋力トレーニングや呼吸法、食の改善を行ない肉体改造に毎日取り組みました。その結果、短期間（2年間）で、武道を行なっていた学生時代の身体、アスリートレベルの肉体を回復しました。

ここで気づいたのが、脳は頭脳だけでなく、丹田あたりの腸脳と、心臓の後ろの胸腺にあるハート脳の3つの働きで成り立っているということでした。食の改善を通して、腸をきれいにし、丹田強化筋力トレーニングで丹田周辺の筋力をつけながら、丹田発声と丹田呼吸を行なうことで腸脳が活性化しました。強靱な意志力・精神力はもちろんのこと、大地を通して地球のエネルギーを取り込み、地球や動植物からの情報とも繋がることで、本能的直感力が豊かになりました。

また、ハート脳を通じて魂の意識や愛と繋がりました。腸脳を下丹田、ハート脳を中丹田ともいいますが、大脳の中心にある松果体に位置するのが上丹田です。そこを通じて、魂や宇宙からの情報が入るようになりました。その結果、インスピレーションやテレパシー能力、予知能力などの宇宙的潜在能力が開花したのです。

こうして52歳で筆者自身の意識が覚醒し、それまで52年間に生じた出来事や取り組んできた全てが一本の線となって繋がり、明確な人生の使命を自覚するに至りました。

次に、「120歳現役」とはどういうことでしょうか。

本当は前々著の『常識が変わる200歳長寿!若返り食生活法』に合わせて200歳と

したかったのですが、本書では控えめに１２０歳で現役としました。

少食と丹田呼吸等でミトコンドリア系エンジンを本格的に始動すれば、サーチュイン長寿遺伝子がスイッチオンになり、寿命が5割伸びることは現代科学で解明されてきていますが、１２０歳で若々しく現役で生きるためには、意識の周波数を上げることと、肉体の周波数を高めることが必要です。肉体の周波数を高めるためには、まず体内から化学物質を排毒し、原始ソマチッドとケイ素成分の多い肉体を作ることです。意識の周波数を上げるためには、魂意識を覚醒し、次に宇宙意識に繋がることです。

周波数を上げるにはどうすればいいか、については本書でも少し触れましたが、さらに詳しくは今後の著書で詳細を紹介します。

最後に、監修に携わっていただいた医学博士の小島弘基先生、いくつもの出版に携わりながら、そのなかで特別に力を注いでいただき、一字一句、自ら編集していただいたコスモ21の山崎優社長、イラストデザイナーの石崎未紀さん（キャッツイヤー代表）、本文イラストの作成に協力してくれた私の娘（松井清花）に感謝致します。

松井和義

監修者のことば

丹田は生命の営み、すなわち精神と身体すべての営みに関わる部位として、古来より重視されて伝承され、さまざまな形で国も文化も越えて今日に受け継がれています。

一つの概念として、この自然天然の世界の仕組みや、この身体の仕組みには理（り・ことわり・摂理）があり、気があり、現実の事象があります。

近代の西洋医学は、とくにデジタル化されてから急発展していますが、あくまで現実の事象における発展に限られています。科学的な検証も含めて、現実の事象を観て考えて察して論じます。そこには遺伝子操作さえも含まれます。

ところが自然天然の仕組みは、誰でも観察できる事象だけで成り立つのでしょうか。現実の事象を隈無く十分に観て計測して考えても、形相として現われてくる一部しか観て考えることはできませんし、日々進歩する最先端のさまざまな研究も、その日までの最先端の考察と結論の範疇を超えることは決してできません。

古来より重視され伝承されているさまざまなものの多くは、実際には有形無形であり、その道を長年修めて、その微妙な世界の何たるかを自分で体得体悟することでしか理解することはできません。

自然や宇宙だけでなく、この身における精神と身体の仕組みはいわゆる小宇宙ともいわれ、観て考えて察して論じてもその一部しか理解することはできません。正常な状態でもその一部しか理解できないのですから、「病い」「老い」を理解することはさらに難しいのです。

古来から伝承されているとおり、丹田の仕組みには理（り・ことわり・摂理）や気が関わるため、その効能を得るためには実践しか方法がありません。本書は、その仕組みと実践法を現代的にわかりやすく説明した良書です。

頭でしか考えることができない偏った理屈の持ち主は後方に置いて、いまだ説明できない丹田から得られる精神と身体への効能を先行して体得体悟して回復に役立ててください。

医師・医学博士　小島弘基

参考文献

『人は声から若返る』　福島英著　祥伝社
『万病を癒す丹田呼吸法』　村木弘昌著　春秋社
『ガンをつくる心　治す心』　土橋重隆著　主婦と生活社
『安保徹の新・体温免疫力』　安保徹著　ナツメ社
『安保徹のやさしい解体新書』　安保徹著　実業之日本社
『インフルエンザ・ワクチンは打たないで』　母里啓子著　双葉社
『新版・のんではいけない薬』　浜六郎著　金曜日社
『腸内フローラ10の真実』　NHKスペシャル取材班　主婦と生活社
『ソマチッドと714Xの真実』　稲田芳弘著　Eco・クリエイティブ
『超極小知性体ソマチッドの衝撃』　上部一馬著　ヒカルランド
『腸内細菌が寿命を決める』　辨野義己著　ぱる出版
『腸内細菌が家出する日』　藤田紘一郎著　三五館
『ミトコンドリア不老術』　日置正人著　幻冬舎
『常識が変わる200歳長寿！若返り食生活法』　松井和義著　コスモ21
『樹齢千年の生命力「森の香り精油」の奇跡』　松井和義著　コスモ21
『リーダーのための若返りの法則』　松井和義著　コスモ21
『脳を鍛える丹田音読法』　松井和義著　コスモ21

全国主要都市で開催しているセミナー（例）

東京・大阪・名古屋・福岡・広島・札幌・金沢、那覇

健康長寿・若返りシリーズ

①病気知らずの若返り食生活（8時間）
②予防医学と自分で治すセルフ医学（8時間）
③丹田強化若返り筋力トレーニング法（3時間）
④最強の生命力をもたらす天然木「香り精油」の3大パワーで健康長寿セミナー（4時間）
⑤手作り酵素と健康食セミナー（8時間）
⑥200歳長寿を実現する意識革命と超極小生命体ソマチッドセミナー（8時間）
⑦丹田発声・呼吸法がもたらす声と身体の若返りと生活習慣病対策（8時間）

右脳学習＆潜在能力開発シリーズ

①中学・高校・大学受験対策親子セミナー（4時間30分）
②大人のミミテック能力開発法セミナー（8時間）
③10倍速くマスターできるミミテック英語学習法（3時間）
④究極の真我実現＆潜在能力開発法セミナー（8時間）

★詳しくお知りになりたい方はお問い合わせください（☞次頁）。

無料プレゼントします

年４回無料送付……１、３、７、10月

サポート情報誌

大人の
脳と身体の若返り・健康長寿法
&
子どもから大人まで
右脳学習・潜在能力開発法

（A4オールカラー、24ページ）

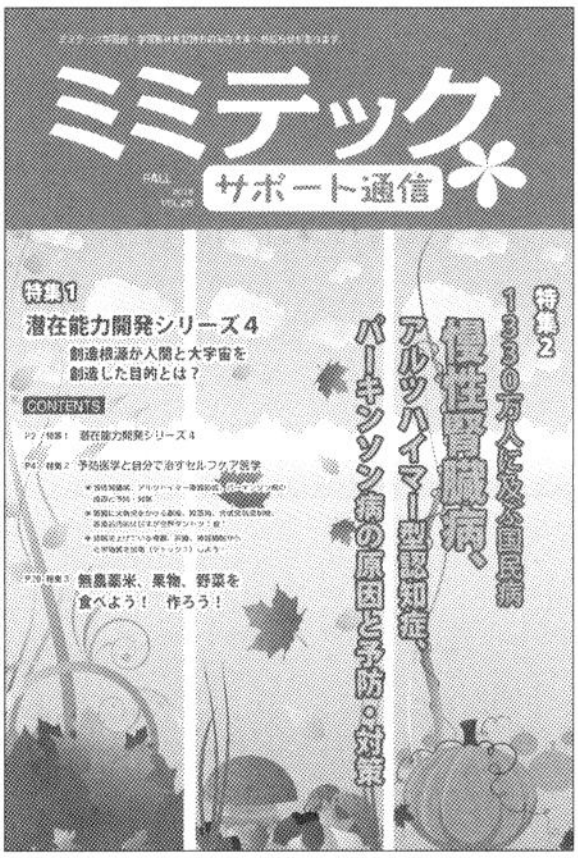

【最新情報に出合える！】

◉若返り実践情報

長寿食、丹田強化筋力トレーニング、最強の免疫力をもたらす森の香り精油

◉潜在能力開発実践情報

脳の若返り、速読、英語マスター

◉セルフケア医学実践情報

生活習慣病（ガン、心筋・脳梗塞、糖尿病、ストレス……）、アレルギー疾患

◉松井和義からの最先端情報

実践者の声、セミナー情報（年間160日・200回実施）

0120-31-0932
携帯・PHS OK
※携帯・PHSからもご利用になれます。
（受付時間土日祝日を除く10：00～17：00）

株式会社 ミミテック
〒444-0834 愛知県岡崎市柱町東荒子210-202
TEL：0564-58-1131
FAX：0564-58-1218
E-mail：ssc@mimitech.com

https://www.mimitech.com

【監修者プロフィール】

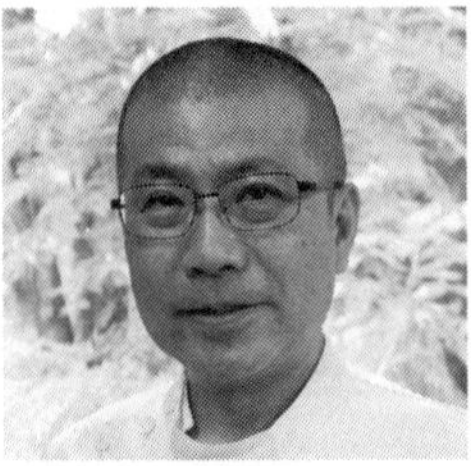

小島 弘基（こじまひろもと）

医師、医学博士

【経歴】

1990年（平成2年）藤田保健衛生大学（現藤田医科大学）医学部卒業後、同大学病院医員。1996年銀座医院副院長兼整形外科部長、1999年多摩整形外科内科院長を経て、現在は小島醫院院長（東京都調布駅すぐ前）。

当初から総合診療医・かかりつけ医を志し、さまざまな学習と経験を積み現在に至る。根本的な回復改善を重視し、東洋医学と西洋医学の融合を目指している。

HP　https://www.chofu-kojimaiin.com

【著者プロフィール】

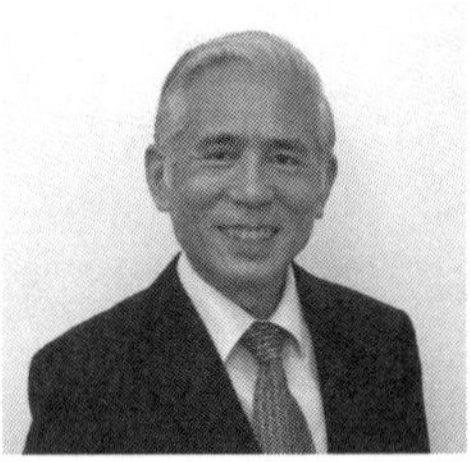

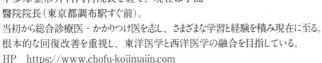

松井和義（まついかずよし）

昭和26年愛知県生まれ。高知大学在学中より能力開発の研究を始める。昭和62年より経営者協会後援のもとトップマネージメントセミナーを主宰。平成9年11月より本格的な脳科学の研究と「ミミテックメソッド」をスタート。その後、実践脳科学提唱者として脳と身体の潜在能力開発法の指導を行なう。さらに、長寿食・予防医学指導家として健康指導にも注力している。現在、(株)ミミテック代表取締役。

主な著者として『常識が変わる200歳長寿!　若返り食生活法』『樹齢千年の生命力「森の香り精油」の奇跡』（以上コスモ21刊）等多数。

【協力者プロフィール】

Satomi 本名・北川都巳(きたがわさとみ)

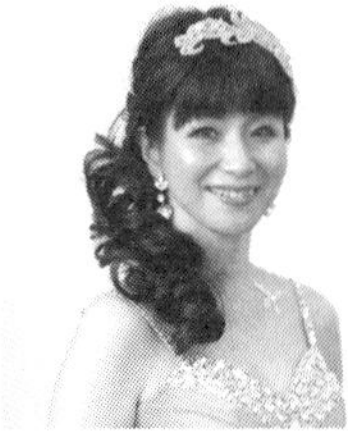

岐阜県出身。
元教員(岐阜県公立小学校・中学校勤務)。
名古屋市在住のボーカリスト(主にポピュラーミュージック)。プロの歌手として活動するとともに、Satomi式丹田ボイストレーニング教室を主宰(名古屋、東京、大阪)。
自身の作詞作曲『瞬く季節』『祈り』をCDリリース(クラウン徳間)。現在、全国カラオケ配信中。

HP　http://lovleasure.com(「ラブレジャー」で検索)

LINE　@satomi555

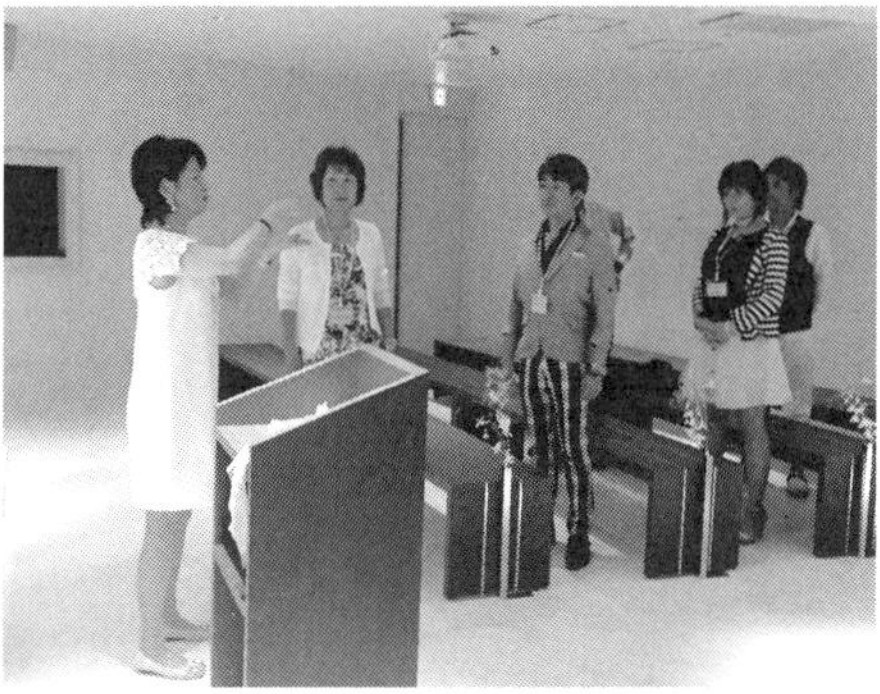

丹田を使ったSatomi式ボイストレーニングの様子
パートⅠ-3章参照

52歳で折返し120歳で現役
丹田発声・呼吸法で医者要らず

2020年1月6日　第1刷発行

監　修――――小島弘基

著　者――――松井和義

協力者――――Satomi

発行人――――山崎　優

発行所――――コスモ21
〒171-0021　東京都豊島区西池袋2-39-6-8F
☎03（3988）3911
FAX03（3988）7062
URL https://www.cos21.com/

印刷・製本――中央精版印刷株式会社

落丁本・乱丁本は本社でお取替えいたします。
本書の無断複写は著作権法上での例外を除き禁じられています。
購入者以外の第三者による本書のいかなる電子複製も一切認められておりません。

©Matsui Kazuyoshi 2020 , Printed in Japan
定価はカバーに表示してあります。

ISBN978-4-87795-386-7 C0077

話題沸騰!!

常識が変わる
200歳長寿！若返り食生活法

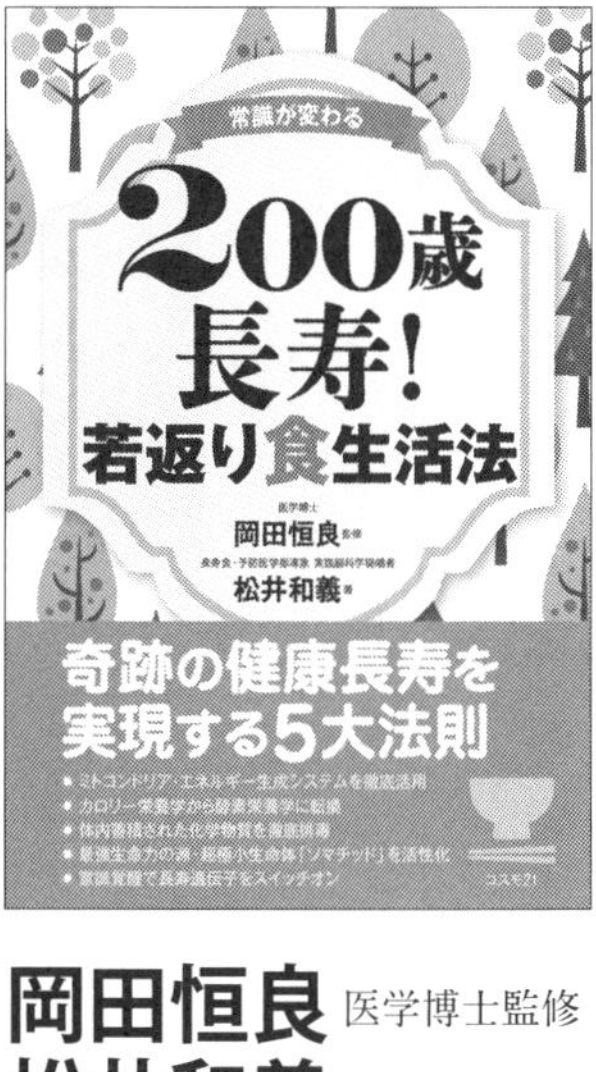

寿命の常識をはずすと、
ほんとうの長寿法が
見えてくる！
脳と身体の潜在能力開発に
取り組んだ実践者が
語る究極の長寿法

第Ⅰ部

「病気知らずの
食生活法」で
まず150歳長寿に挑戦！

第Ⅱ部

「200歳長寿」への鍵は
超極小生命体
「ソマチッド」にある！

岡田恒良 医学博士監修
松井和義 著
2,000円＋税

話題沸騰!!

樹齢千年の生命力「森の香り精油」の奇跡

200歳長寿の新常識！

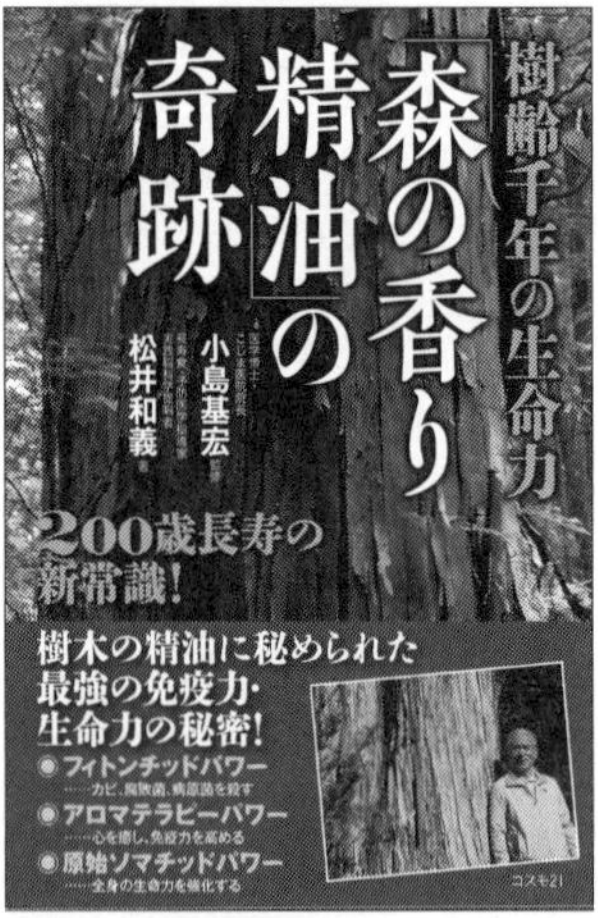

フィトンチッドパワー
アロマテラピーパワー
そして
原始ソマチッドパワーが
免疫力・生命力を高める！

もくじ

日本固有の樹木から奇跡の精油が誕生！

- 最強のフィトンチッドパワー＆アロマテラピーパワー
- 国有林の天然木の精油に含まれる原始ソマチッドの秘密
- 森の香り精油との出会いで身体が変わった
- 日常生活用品に含まれる化学物質が皮膚を通して体内に蓄積！
- 森の香り精油の徹底活用法
- ソマチッドが大活性化し200歳長寿への扉を開く！

小島基宏 医学博士監修
松井和義 著
2,000円＋税